死者に見守られて

癌の夫を看取った妻たちのライフストーリーから

笛木　鮎子

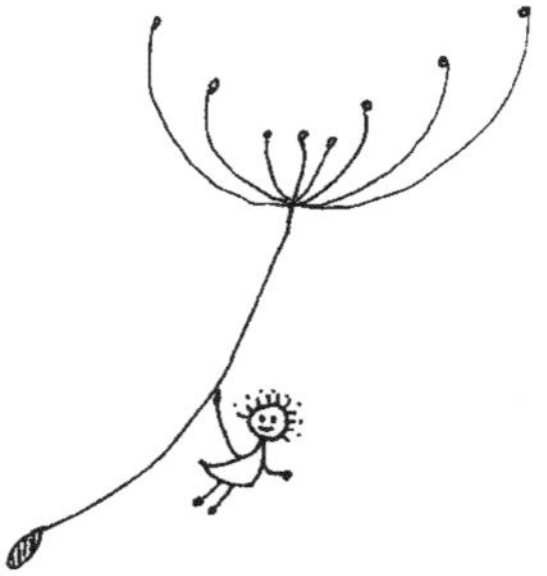

クオリティケア

国彦へ

はじめに

彼の死後、死とは何かということをずっと考え続けていた。そしてまた、こんなにも切ない痛みをいつまで抱えていなければならないのか、と腹立たしくもあった。

三木清[1]は、愛する者、親しい者の死ぬことが多くなるに従って、死の恐怖は薄らいでゆくと書いている。そして、その人々と再会できることが最大の希望であるとしている。哲学者のこの言葉は全くそのとおりなのだ。私にとって死はもはや恐ろしいものでも忌むべきものでもなく、待ち遠しくさえあるものになっていた。愛する者の死は、観念的な死の意味だけではなく、自分自身の死の意味さえも変えてしまう。

死が恐ろしいのは、死ぬまでの苦しみや痛みよりも自分というこの己が無になってしまう恐怖にあるという。だから、死が無ではないという認識が確かとなれば恐れはなくなる。釈撤宗[2]は「死の物語」が人間には必要だとしている。この世に生きて死ぬ、それで人間は終わらない。そんな物語があれば死は怖くはないと。私はたぶん、その「死の物語」というものを自分なりにはっきりとイメージするようになったのだろう。

私たち夫婦には、これからの生活に対するささやかな計画があった。あと数週間という日になっても、いや、死の前日にも、私たちはその計画についてあれこれと話をしていた。その時、死が目の前に来ているというのにこれまでと変わりなく語れるのはなぜなのか、私たちは死の恐怖や不安から気持ちを逸らしているのだろうか、とぼんやり考えていた。しかし彼の死後、あれは、死の先の物語を語っていたのではなかったか、と気づいた。つまり、現世のその向こうにも私たちの物語は続くということだ。

その先があるという死生観は多くの宗教にみられる。彼も以前から、死は通過点に過ぎない、ということを言っていた。だからここでおしまいではないと考えていたのかもしれない。また最近になって、あれは、私に遺していった物語ではないかと思うようにもなった。私が死を恐れずに独りでも生きてゆけるように、私のために語り続けてくれたのではないかと。「楽しかったね」と言う私に、「過去形にしちゃダメだ」と彼は訂正させた。その意味がようやくわかる。

池田晶子は、死ぬも生きるも大差ない。死ぬのは楽しみでさえある、と言い、佐野洋子も死ぬのが楽しみと言っていた。どうもこのように考える人はけっこういるようだ。私も死は特別なことではなく、むしろ自然とその辺りにあるような気がしている。そうなると怖がっていた時の自分の心境がよく思い出せない。

こんなことを言うと、悟られたんですね、と言われることもあるが、それは違う。悟りとは異質のものだ。なぜなら、この世に生きている煩悩から逃れることがさっぱりできないのだ。生活していく上でのあれこれの不安や心配事は消えてはくれずにそのままある。悟っているのならば、もっと淡々と生きられるはずだが、我欲の強さゆえか、胃が痛くなったり肩がこったりするものだから、なんとも情けない。

彼の死後、もうひとつ私の意識の中で大きく変わったことがある。それは、死霊が怖くなくなったということだ。子どもの頃、暗闇が怖くてどこへ行くにも妹と一緒だった私は、大人になってからもいわゆる〝お化け〟に対する恐怖を引きずっていた。オカルトの類を信じていたわけではない。けれど家人が留守の日などは、かつて漫画やテレビで観たお化けをどうしても思い出してしまう。だから部屋の電気をつけっぱなし、ラジオまでつけて眠るほどであった。ところが彼の死後、怖くないのである。香の漂う中、写真に向かって語り続け、ふと気づくとあたりは暗く、蝋燭の灯りだけの部屋。影が妙に揺れ動いたり、カサリと小さな物音がしたり。以前ならゾッとしたものであるが、それが嬉しいのである。あ、そばに来てるな、とついにんまりしてしまう。

死者に対して恨みを持たれるようなことをしたのならともかく、それまで友好関係にあった者が死を境に祟るモノになるとはおかしなことである。怨念を残したまま死んだ霊は生きている者に禍をもたらすなど昔話によくある物語を子どもの頃から見聞きして、何となく死霊は恐ろしい、というイメージを持ち続けていたのだろう。それが、現実の死を間近に見て私の妄想は一掃された。霊とは、死者とは、そんなもんじゃないよ、と。

何か信仰を持っていたわけではない。ただ感じたのだ。彼はあの時からあちら側へ移った。存在の次元が変わっただけで心理的な関係性は何も変わってはいない。だから、現れるモノは私を守ってくれる良き霊でしかありえない。そんな確信を持ってしまったものだから、私はあちら側のモノたちをみな、味方につけたような気がしている。

彼の死後、死について誰かと語りたくてしかたなかった。そうして周りをみたらば、大抵の人は、死など考えたくもないし口にすることさえ縁起でもない、と嫌がるではないか。死を話題にすることはタブーであるらしい。死の話は死を身近に感じている人たちとしかできないのだった。緩和ケアの医療者たちと長くおつきあいさせていただいているのも、死別について研究しようと思ったのも、死の話を真面目に存分にできると思ったからである。観念的な死はもちろんだが、自分や身内の死についてもざっくばらんに話ができる仲間が必要であった。

死について考えを巡らす私は、当たり前だが生きている。つまり、研究もこの本を書いたのも生きるためである。死別の哀しみを抱えてどう生きればよいのか、どのような生き方が可能であるのか、それを考え伝えること。それが残りの人生を生きる私の役割であり楽しみでもあるようだ。

文献

1　三木清：人生論ノート　新潮社　2014（昭和13年6月以来「文学界」に掲載されたもの。本としてまとめたのは昭和16（1941）年6月2日）

2　釈撤宗：死では終わらない物語について書こうと思う　文芸春秋　2015　1961年〜　宗教学者　浄土真宗本願寺派如来寺住職、相愛大学教授

目次

挿絵・裏表紙絵　齋藤まみ

第1章　死別後を生きる支えとなるもの

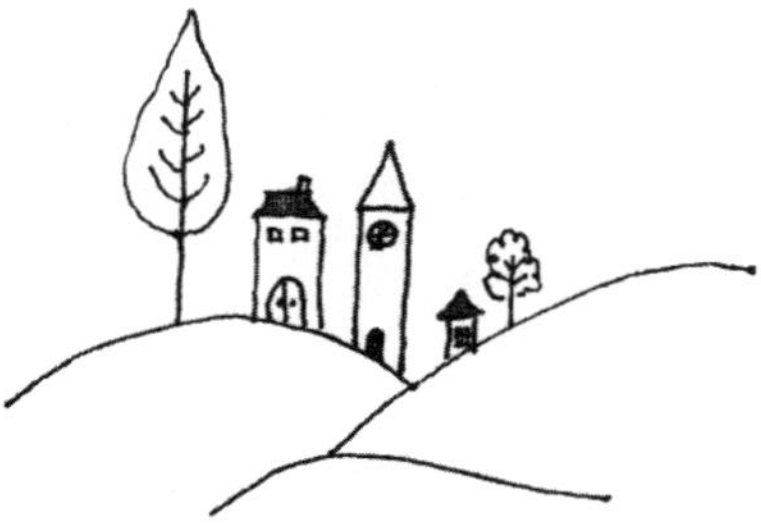

私がまず知りたかったことは、他の人たちはどのようにこの苦しみを乗り越えたのかということであった。人生で最も大きなストレスとされる配偶者との死別。この危機からどのように抜け出し、そして今現在をどのような思いで生活されているのだろうか。

人は必ず死ぬ。夫婦どちらかが先に逝きどちらかが遺される。こんな当たり前のことが日常には意識されていない。そして大抵の人は、死別は高齢になってからのことと思っている。けれど現実には若くても死ぬのだ。それも健康体だと思っていた人がある日突然、癌を宣告され余命が短いことを知らされる。本人はもちろん、配偶者の衝撃は大きい。人生を共に歩いてきた唯一の相手がその半ばで突然いなくなってしまうのだから。

日本人の平均寿命は女性の方が長いので高齢者の寡婦は珍しくはない。けれど五十歳以下で寡婦となってしまう女性は既婚者の一割に満たない。私の周りにも同年代で寡婦となった女性はいなかったので、自分だけがごくあたりまえな社会からはじき出されてしまったような疎外感を感じた。たとえばスーパーなどで、同世代の夫婦が買い物をしていたり、老夫婦が寄り添って歩いていたりする姿を見ると、私にはもう決してないことなのだと心が沈んだ。インタビューに協力してくださった方からも同じようなことが聴かれた。仲良さそうに歩いているご夫婦を目にするのが辛い。だから近くの店に買い物に行くのも気が進まないと。そして何かの集まりに出たときは、夫と死別したということは伏せていること。とくに深い付き合いでもない限り、未だ夫が健在しているように話を合わせているのは私も同じだ。

夫と死別してから、世間はいろいろな思い込みを共有しているものだということを知った。

そのひとつがごくあたりまえの女性は結婚して子どもがいる、というものだ。日本は晩婚の傾向にあり、シングルも多くなっているというのに。たとえば、初対面の人に「お子さんはもう大きいのですか」などと突然訊かれたりして驚いてしまうことがある。そういう質問がきわめて個人的であり不躾な類のものだということに考えの至らない人が多い。同世代の人が集まると当然のごとく、夫と子どもがいるということを前提に世間話が進められる。夫と死別した女性が、外に出たくない、知人に会いたくない、と引き込もる気持ちがわかる。このような社会の中では、居心地の悪さや疎外感を感じ、それがまた死別の悲嘆を大きくする。

高齢になると様相は異なる。年齢層の高い地域ではあちらにもこちらにも寡婦となった女性はいて特別なことではない。いわゆる後家さんどうしでわいわいと嫁や孫の話をしていたりする。しかし五十代というのはどちらつかずの年代だ。若くはないといっても高齢者の仲間に入るのは違和感があり、かといって三十代四十代のように、積極的に外に出てゆくエネルギーもない。

人は自分と同じような境遇にあって少し前を歩いている者の姿に励まされる。その姿をモデルに自分の未来を予測したりする。そんなモデルとなるべき人たちに死別後の人生を語っていただいた。その語りを分析して死別の苦しみを乗り越えるための策があるのかを知りたいと思った。新たな人生を歩いている女性の生き生きとした姿を伝えることは、私のように哀しみに沈んでいる者にとって一番の希望になるのではないかと思い研究を始めた。

研究には三名のご遺族にインタビューさせていただいた。その語りの分析結果をもとに、私の死別体験を織り交ぜて、寡婦の視点から思い連ねたことを書き記してゆく。この章では、死別後の生活の支援要因となったものについて考えてゆく。三名に共通していた要因は、「家族」「避けられぬ問題」「夫の見守り」であった。

インタビューにご協力いただいた方（仮名）

＊香織さん
死別時年齢五十歳代後半。夫　五十歳代後半。死別経過年数三年六か月。
家族：娘（三十歳代）同居。孫（小学生）同居。息子（二十歳代）別居。義母（八十歳代）
　　施設入所

＊孝子さん
死別時年齢五十歳代後半。夫　五十歳代後半。死別経過年数三年八か月
家族：息子（二十歳代）同居。娘（三十歳代）同居

＊由紀さん
死別時年齢四十歳代後半。夫五十歳代前半。死別経過年数三年十か月。
家族：娘（二十歳代）別居。息子（二十歳代）別居。義母（七十歳代）同居

1　家族はなぜ死別後の支えとなるのか

家族が支えになるということは、体験者であらずとも誰もが予想できるのではないだろうか。では、家族のどのような機能が、どのような家族の在り方が、支えとなるのであろうか。

（1）日常生活の維持

死んだ夫以外に家族がいるということは、世帯としての家族そのものの消失には至らない。家族という形態は継続され、妻の日常生活は維持される。

香織さんには、死別後も生活を共にする家族がいた。夫との外出が少なかった香織さんは、これまで通り娘と買い物に出かけたり、孫と遊んだりすることができる。夫以外に愛する家族がいるということは、日常生活は大きく変化することなく続いてゆくということだ。日常生活の維持は、心理的安心感を与え、身体の健康にも重要である。

食べること・眠ること

配偶者との死別は、遺された者の健康を害し死亡率を高めるリスク要因にもなる。自死も含め死別後六か月以内に死亡する遺族の数は、そうでない者よりも三割も高いという報告もある。

その原因は、心理的ショックから生活のリズムが崩れ健康を維持していくことができない、あるいは維持していこうとする気力さえ失ってしまうことにある。人が生きていくには、「食べる」「眠る」という行為が最低限必要であるが、悲嘆があまりにも大きいと自律神経が不調に陥り、食事や睡眠の欲求が感じられなくなってしまう。そのままだと生命の危険に及ぶことさえある。

辛い心理状態にあるものにとって、食事を共にする相手がいるかいないかというのは、健康を維持するためにかなり重要なポイントである。独り暮らしをしたことのない女性にとって夫の死別は初めて味わう孤独な生活である。それが一層哀しみを深くしてゆく。

私も五十歳を過ぎて初めての独り暮らしであった。相手のいない虚しさ、一人で食事をすることの侘しさは、経験した者にしかわからないことのひとつであろう。悲嘆と孤独の中にあって、人は生きることに積極的になれない。

同居家族がいるということは、生きるために必要な食事と睡眠が確保されるということである。家族がいれば、食べるようにと促すだろう。眠るようにと促すだろう。家の灯りが消されればとりあえず身体を休めることができる。家族の活動、休息に同調して生活リズムを大きく崩すことは避けられる。もし体調を崩しても家族が看病してくれるだろう。医療機関に連れて行ってくれるかもしれない。けれど、家族がいなければ、基本的な生活さえ維持することは難しく体調を崩しても看病してくれる人は誰もいない。

消極的自殺

「消極的自殺」という言葉を後に知った。たとえば、薬を多量に服用したり、手首を切ったりなど自死によくある方法ではなく、意識的にしろ無意識的にしろ何もしないことで死に至ることだ。人は食物も水も摂取しなければ三、四日で死ぬ。死の入り口は私たちのすぐ近く、手の届くところにいつでもある。人間には生きる本能が備わっているから、通常ならばショックなことが起こったとしても生存のための行動をとる。けれど悲嘆が大きくうつ状態に陥ると感覚は麻痺してしまう。独りで生きて何があるのだろうか、生きる意味などないではないか、と生きることに消極的になる。生きている限り苦しみは続くのだという絶望的な感覚に囚われる。

垣添忠生[1]は、妻と死別後三か月間は、地獄のような日々であったと著している。死ねないから生きている、そんな毎日だったと。何もする気が起きず、食欲もわかず睡眠薬がないと眠れず酒浸りであった。よく生き延びたものだと回想している。国立がんセンター総長を務めた医療の専門家である彼でさえこのように絶望的な状態になるのだ。

私は、死別一か月後くらいに、明け方胸と背中の痛みで目覚めた。キリキリとした痛みに呼吸が苦しく胸を抱えてうずくまっていた。心筋梗塞だろうか？　このままにしておいたら死ぬのかな、という思いがかすんだが、恐怖は感じなかった。誰かに助けを求めようという気にもならなかった。その症状は同じ時間に十日間ほど現れた後、自然と消えた。心理的ストレスによる筋肉の痙攣であったのかもしれない。以前の私ならば心配になり医療機関を受診したであろうがそのまま放置した。その頃の私は、自分の生命の危機など感じず、むしろ死を願ってさえいた。同居家族がいないということは、そういった危険性に誰も気づかないということだ。

1．垣添忠生：妻を看取る日 138–185 新潮社 2009
1941～ 国立がんセンター元総長、二〇〇七年妻を癌で亡くす。「妻を看取る日」は、妻との出会い、癌の闘病、死別後の生活を綴ったもの。

（2）思い出の共有

死別後数日間は、悲嘆はそれほど強いものではない。ただ、初めて経験する衝撃に、思考は停止したかのように茫然としたまま弔問客の対応をしたりしている。死んだ、ということは理解しているが、死別の意味はまだわかってはいない。

この時期、心を満たしているのは、死の瞬間の状態、表情である。穏やかな顔で苦しまずに逝けたかどうか。闘病生活がどうであれ、このことが最も大きな関心事となる。だから、訪れる人々が、棺に眠る故人に手を合わせ「穏やかなお顔ですね」「眠っているみたいですね」など、形式的ではあってもそう言ってもらえることが遺族の救いとなる。そして家族皆で「苦しまずに逝けて良かったね」という会話が幾度となく繰り返され、たとえそれが客観的事実でなくても、そうであったと信じられることが、その後の遺族の悲嘆感情に影響を与える。

悔恨

葬儀等が終わりひと段落した後には、果たして十分に看病できただろうか、という思いに囚われる。闘病生活が長ければ、死の瞬間までの自分の言動を繰り返し思い出し自問自答する。病院や治療法の選択から、夫との小さな会話まですべてにおいて、あの時こうすればもっと長く生きたのではないか、より苦しまずにいられたのではないか、もっと好きなものを食べさせてあげればよかった、夫にこう言ってあげたらよかった、あんなことは言わなければよかった、など悔やむ思いがとめどなく押し寄せる。

私も半年くらいはそのような思いに悩まされた。治療法は本人も私も納得した上での闘病であり、誰がみても穏やかな看取りであったから、死別当初は、哀しみの中にも穏やかな死を迎えることができて良かったと感じていた。ところが一週間ほど経つと、もっとできることがあったのではないか。なぜできなかったのか、と痛切に思った。どんなに献身的な看病をしたとしても満足などあり得ないことはわかっている。けれど自分自身に対する悔しさや腹立たしさでかなり辛い時期があった。キュブラー・ロス[2]は、「悔恨は喪失体験の一部であり、後悔のかけらもないという人はまずいない」という。そして、「後悔はいつも過去に属するものであり、死は遺された人に必要以上に残酷な方法で悔恨の情を与える」と。この悔恨の情をひとりで抱えているのはかなり辛い。家族の存在とは、そんな悔恨の情を共有することができ、緩和してくれるであろう。たとえば、同居の娘や息子が母親をいたわり「お母さんは、お父さんの看病を本当によくしていたね」「お父さんはきっとお母さんに感謝しているよ」というような会話ができれば、妻はどれほど救われるであろうか。夫婦の闘病生活を間近で視ていた家族の言葉であるからこそ、癒しの意味を持つのである。何も見ていない第三者に言われても現実味は薄い。

疑念

後悔の次に囚われる思いは、なぜ、夫が死ななければならなかったのか、という怒りのような疑念である。癌になった原因は何であったのか、あれほど健康に気をつかっていたのに。病院は初期の癌を見逃したのではないか。治療法を誤ったのではないか。他の医者ならば治せた

2. エリザベス・キュブラー・ロス、デーヴィッド・ケスラー、訳 上野圭一：永遠の別れ 悲しみを癒す智恵の書 78－83 日本教文社 2007

のではないか。看護師のケアの態度にまで怒りを持つケースもかなりあるときく。医療への不信ばかりではなく、なぜ、よりによって善良な市民であった我が夫が若くして死ななければならなかったのか。などもはやどうにもならないことを延々と考える。ここでも大切なのは、家族全員が、一致する死の理由を持つことができるかどうかである。それを共有できる家族がいることで妻の悲嘆は軽減される。

キュブラー・ロスは[3]、死にゆく人の心は、「否認・怒り・取引・抑うつ・受容」という五段階の状態をたどってゆくと考えた。そしてそれは、大切な人を喪った遺族たちもまた、同じような五段階の心理過程をたどるという。この五段階説にあてはめてみれば、「なぜ？」という問いは、否認の感情が薄れて喪失という現実がゆっくりと置き換えられていく頃に起こるとされる。

私のなぜ？も執拗だった。それはもう臨床学的なことから因果論的なことまでとどまることなくいくらでも出てきた。それらひとつひとつに納得いく答えを見つけ、そしてすべてはなるべくしてなったことであり、私たちのとった方法が最善であったことの確認をしなければならない。そういった検証を何度も何度も何度もしないと自分の気持ちを抑えることはできなかった。もちろんそんなとりとめもない疑問すべてに答えなど見つかるはずはない。疲れ果て、そして結局は「いい人ほど早くに死んでしまうんだよ」などという世間一般に昔からある便利な言葉に、そうかもしれない、とそれを胸に置いてその日は眠るのだ。いまだに、これらの問いは時折現れて私を悩ませる。そのたびに、その時々の納得する言葉を見つけて心をなだめるしかない。自分の心の奥底から湧いてくる疑念には、ぴったりとふたを閉めることはできないのだ。

3. エリザベス・キュブラー・ロス、訳 鈴木晶：死ぬ瞬間 死とその過程について 中央公論社 2013

二人称の死

死別後半年も経つと、世間は夫が存在していたことさえ忘れてしまったかのように妻には感じられる。たとえば友人知人に、あるいは親戚に、あんなにも哀しみを共有してくれていたと思っていた人にさえ「いつまで思い出に浸っているの」というような雰囲気を感じてしまう。死んだ人のことをいつまでも話題にすることを他人は好まない。だから哀しみは全く癒えてはいないというのに、立ち直った者としてふるまわなくてはならない。妻には夫の死はつい今しがた起こったことのように感じられているが、世間にとってはすでに遠い過去のこと。そこに大きな隔たりを感じてしまい、そのことがまた悲嘆や孤独感を強める。

同じ家族であっても故人に対する思いは一人ひとり違うであろう。悲しみの度合いも異なる。けれど少なくとも同じ思い出を共有していれば、故人の人となりや家族とのエピソードを時には楽しく時には悲しみを持って語り合うことができる。それは、家族の歴史でもあるからだ。「お父さんはああだったね、こうだったね」といつでも思い出し共に語る相手がいるということは、妻にとって大きな救いとなる。

三人称の死に対して人はどこまで自分に引き寄せて考えることができるだろう。毎日のように報道される交通事故や火災での死、自然災害での死、テロや戦争での死、あるいは山での遭難、海での遭難。けれど、これらはみな他者の死、自分とは遠いところにある三人称の死だ。これらの死がどれほど悲惨であろうとも、二人称の死と同列に並べることはできない。

彼が死んで三か月が過ぎた頃、南米の鉱山で事故が起こり、何十人もの工夫が地下深い坑内に閉じ込められた。時々刻々と環境が悪化していく中でその救出劇が世界中に報道された。多くの人たちがそうであったように、私も坑内で恐怖と戦いながら救出を待つ人たちと、必死に救出を願う家族へ思いを寄せた。それは今までにない感覚であった。もはや生命ぎりぎりの危機的状況であるとの報道から、ようやく一人目が救出された時、そのそばで見守る家族に私自身が同化し、中に閉じ込められている人の中に愛する彼がいるような錯覚が起きた。そしてテレビの画面から目が離せなくなった。全員が無事に救出され歓声の内に家族や愛する人々と抱き合う人たちの映像が映った時、本当に良かったと涙した。と同時に、私はテレビの画面の中に、その救出されて泥と汗にまみれながらも生き延びた男たちの中に、彼の姿を探していたのだ。生還に涙を流し抱き合う人々。彼はどこにいるのか？ 私はテレビの画面を食い入るように見つめた。しかし、当然のことながら、私の彼はその中にはいない。いようはずがない。三か月も前に死んでいるのだから。鉱山に閉じ込められた男たちは、死ぬか生きるかという瀬戸際で救出され生き延びることができた。そして家族との日常がまた続いていく。なのにこの私の日常は……。

この時の落胆は、私を再び悲嘆の海に突き落とした。どうやっても、誰がどんな知恵をしぼっても私の彼を救出することはできない。そのことを改めて突きつけられたかのように。やはり普通の心理状態ではなかったのだな、と今ならわかる。

4. 岸田秀：出がらしものぐさ精神分析 10 青土社 1980
1933～ 精神分析家、心理学者。

（3）アイデンティティの継続

岸田秀[4]は次のように述べている。「個人は、他の誰かにとって何かであるということによってはじめて、世界のなかにおけるおのれの位置を獲得する。個人は、箱のなかに石が存在しているような意味で世界のなかに実体として存在しているわけではないから、彼の位置を規定してくれる他者が一人もいなくなれば、何者でもなくなり、無に転落する。私を男として求めてくれる女が一人もいなくなれば私は男ではなくなるのだから。患者が一人もこなくなれば医者は医者でなくなるのと同じように、また、兄が妹の死を悲しむのは、哀れな妹のことを思ってということもあろうが、妹の死によって、彼の自我を構成していた兄という属性が過去のものとなり、自我の一部が失われるからである。」

二重の喪失

人は他人との関係性の中でアイデンティティを形成している。この世に生まれた時、私たちはすでに「子」という立場にあり、親に対して否応なく「子」としてふるまう。兄弟を認識できるようになれば、「妹」「弟」などの役割が加わる。結婚をすれば夫に対しての「妻」義父母に対する「嫁」子ができれば「母親」というように、人はいくつもの属性を持ちそれらを統合してアイデンティティが形成されている。普段私たちは、これらの属性を、その場や相手によって使い分けている。特に、職場など公の場で見せる顔と家庭内で見せる顔は違う。その中には、自我の多くの部分を占めているものもあれば、失ってもそれほど影響のないものもある。

自我の中で「妻」の占める割合が大きければ大きいほど喪失感は大きいであろう。たとえば、その夫だけに見せていた自分が、一番素の自分でいられる関係であったとしたら、なおのことである。死んだ夫に対してだけ見せていた自分の「顔」「性格」「喋り方」「生活の仕方」「思考方法」すべてが、それをもってして表現し伝え、受け止めてもらえる対象を喪うのだから。もはや誰も夫の代わりとはなりえない。愛情が深ければ深いほど喪失感は大きいと言われる所以である。配偶者の死は、愛する対象を失うと同時に愛されていた自我を喪うという二重の喪失である。そのような苦しみの中にも暖かな関係の家族がいれば、子や孫の前では、健全さを維持している「母親」という属性が存在することで救われる。家族がいることで、アイデンティティの崩壊は免れる。もし、自我を成立させる関係性を持つ他者が身近にいなければ、二重の喪失から抜け出ることは難しい。


愛の対象を喪うとなぜ哀しいのか、小此木啓吾[5]は次の理由をあげている。「対象に対する思慕の情はどうしても満たされない精神的苦痛である。そして、失った対象とそれを悲しむ自分とのあいだに、何らかの形での同一視が起こり一体感が抱かれており、自分の一部分となっており、その喪失は深刻な喪失感となり悲しみとなって体験される」

つまり喪った人と再会することができない現実が成立してしまっているのに、相手に対する思慕の情は依然として続いている。愛する者同士の間で交わされてきたコミュニケーションをもう決して再開することはできないのに、その思いを断ち切ることができずにいる。それは、

5．小此木啓吾：対象喪失　悲しむということ　86－88　中央公論社　2009　1930～2003　精神科医、精神分析家。

恋人同士が片時も離れていたくないのに無理やりに引き離されるのに似ている。長年生活を共に暮らしてきた夫婦ならば、恋人時代のように常にお互いの情愛を意識していたわけではない。けれど、死別すると、相手に向けていた思いが鮮明な形で自覚されるようになる。自分にとってかけがえのない愛の対象であったことに気づき、その思慕の情が決して満たされぬ苦痛となり、それが哀しみの感情となるのだ。

（4）世帯主としての責任

一般的に世帯主は夫である。その夫が死ぬと妻が世帯主となる。住民票の世帯主の欄に、自分の名前が記入されているのを初めて見たときは、ちょっとした緊張感のようなものを感じた。女性は一般に、親に扶養され、結婚後は夫に扶養される。それは、親や夫に守られる立場にある、という安心感を持っていただろう。それが夫の死を境に家族を守る立場に変わる。孝子さんは気持ちの変化を次のように語られた。

世帯主になったんだからね。これからは夫に替って私がこの家を守らなくちゃならないし、地域とのお付き合いとかね、そういうのも表に立ってやっていかなくちゃならないという気持ちになりましたね。

由紀さんの子どもは当時大学生であった。家族を守っていかなければならない責任が、生きてゆく支えになっていたと語られた。

夫が死んだ時は子どもたちに対する責任というのはとても感じましたね。だから息子が大学を卒業したときはほっとしました。娘ももうすぐ結婚しますし。子どもとおばあちゃんに対する責任が私を支えていたと思います。

家族に対する責任が、遺された妻の生きる意欲を引き出し、心理的な支えになっていたことは、日本の家族制度が遺族にとって有益に機能している側面としてとらえることができる。

家族制度というものの起こりに関して、「人間は本能が壊れた動物」であるという説を唱えている岸田秀[6]は、「人間は本能に頼っていては種族保存ができない。種族保存のためには、性行為と育児が必要であり、性行為はともかく、育児本能の壊れてしまっている人間に何とか育児という過大な負担を親たちに背負わせるために発明された制度である」とし、「日本という集団を支えている基本的共同幻想は血縁家族の共同幻想とでも呼びえるものである」と述べている。

血縁幻想

岸田の血縁幻想というのは、端的に言えば、親子の愛情の基盤は血のつながりにあるという幻想を皆が共有している、というものだ。だから親が子を愛し養育するのは当然であり、高齢となった親の面倒を子がみるのは人としてごく当たり前のことと社会は認知している。そして

6. 岸田秀：ものぐさ箸やすめ　104–107　文芸春秋　1993

これらを法律で定めることにより家族制度は続いてきた。日本という国を存続させてきたともいえる。

近年、核家族が大多数となり、家族の形態も多様化し、血縁よりも地縁などという言葉もきかれるようになり、家族だけが唯一の互助制度ではなくなりつつある。しかし現代の日本社会にあっては、利害を度外視して頼ることのできるのは、家族以外にはないであろう。二〇一一年三月の東日本大震災の後、家族の大切さ、ありがたさが盛んに人々の話題に上るようになり、家族が強力して助け合うことの大切さを感じる人が増えたという。いざというときに頼りになるのは、やはり血縁家族であるという認識が日本人には一般的なのであろう。

利害を度外視して、といったが、お金がからんでくるとそうでもない。骨肉の争いというのはごく一般的にある。故人が財産を残した場合においても負債を残した場合においてもである。家族間の愛情は生まれつき備わっている本能のようなものとしてふるまっていた人が、ひとたび金銭問題が起こると、あるいは、高齢の親の面倒を誰がみるか、という場面に遭遇すると、辛辣な争いとなることは、テレビドラマの中だけの話ではない。あれほどまでに仲良かった家族がここまでになれるのか、という話をあちらこちらで見聞きする。これらを考えるとやはり家族愛などというものは幻想にすぎず、つまりは血縁幻想という岸田の論を証明しているようなものであろう。

なぜここに、血縁幻想の話を持ち出したかというと、家族が死別した妻の支援要因になるというのは、条件付きであるということを言いたいがためである。つまり家族は、互いに愛情や信頼というようなもので結ばれているという幻想を共有しており、さらに、その幻想に基づく責任を自明のこととして果たそう、としている関係においてである。そうでない家族においては成立しない。とうてい妻の支援要因とはならないであろう。インタビューに協力いただいた三名の方は、いずれも愛情や信頼で結ばれている暖かな家族であったということである。

遺された嫁

しかし、この血縁幻想に何の疑いも抱かずにいると、責任ということに囚われてしまい、寡婦となった者に不自由さを担わせてしまう場合がある。由紀さんは、農家の長男の嫁であり、誰も耕すことのない田畑と農具が遺された。これらをどのように処分するかにあたって、頼りにしていた親族に相談をしたところ、全く理不尽な要求をつきつけられたという。由紀さんは詳細は語らなかったが、要するに○○家の嫁として最後まで責任を持て、ということらしい。

法律的な面から言えば、長男の嫁であろうと義父母の扶養義務は無い。そして由紀さんのように、夫の死後、義母の面倒をみていても財産の相続権は無い。権利は無いのだから、当然、○○家の土地や墓を守る義務もないのだ。

また、寡婦の再婚に関しても難しい問題があるときく。再婚を考えてもいいような人が表れても子どもたちの反対にあうというものだ。このあたりの考え方は、欧米では死別による再婚がごく一般的であるのに対して、日本での寡婦の再婚はわずか数パーセントという比較をみても、家や子どもという束縛から女性としての自由が奪われてしまうケースは多いのではないかと推測する。夫との死別が早くに訪れれば、その後の人生が数十年と続く者も多い。すでに成人した子が親の再婚を望まないどころか反対するというのは、遺産がからんでくるという問題もあるであろうが、その心情は血縁幻想にしばられているると言えるのではないだろうか。

悔いのない闘病生活

家族が支えになる条件にはもう一つある。それは闘病に悔いを残していないということである。家族成員の闘病に関する意見が一致していなかった場合は後々まで心の痛みを遺すことになることが多い。癌の病においては特にその傾向が強いのではないだろうか。癌と判明してからある程度の闘病期間があり、その間にどのような治療を行うかということに本人も家族も悩む。標準治療というものがあるが、その他にもさまざまな治療法が存在しており、癌の進行によりその都度、選択していかなければならない。死に向かう病であるだけにその選択は緊迫感を伴う。その時に家族や親族、本人の意見が一致をみないケースがかなり多いと聞く。

私がインタビューをした三人は、いずれも闘病、看取りにおいて本人、家族の一致をみたケースである。二名は訪問医療を受け自宅で看取った。一名は病院での看取りである。三人とも夫が受けた医療行為においては納得しており、よい看取りができたと感じている。家族皆で夫(父)を支えたという強い連帯感を感じることができたからこそ、死別後の生活においても、家族が協力し合う、というスタイルが継続することになったのである。

2 避けられぬ問題

死別による悲嘆は重く心身を覆い、そこから逃れることは容易ではない。そのまま沈み込んでいると食欲もなく夜も眠れず体調を崩してしまう。そして生きてゆく気力を失い死を考えることさえある。そんな状況に陥らないためには、早めに職場に復帰することや趣味などそれまで楽しみとしていたことに集中するのがよいと一般には言われている。しかし、喪失の悲嘆が大きいと、とても仕事や趣味に集中できるものではない。

周囲の心優しい人たちは何かと気遣いをしてくれる。食事を共にしてくれたり外出に誘ってくれたり、少しでも気が紛れるようなことを探し出しては暗闇から引き揚げようとしてくれる。しかしそのような暖かな心遣いさえうまくはいかないことが多い。なぜならば、遺族はその哀しみから抜け出したくないからだ。故人との世界に浸っていたいのだ。もはや日常生活など眼中にはなく、失った過去に埋没しそのまま外との関係を遮断しいつまでもその哀しみに酔いしれたいのだから。またそのように思い出にとりすがっていないと、夫との生活は一時の夢であったかのように、その事実までもが消え去ってしまうような悲壮感に囚われてしまうこともある。もちろん意識的には、早く普通の生活に戻らなければ、と思ってはいる。けれど身体も心も動かない。静かに時の経過を待つしかない時間が必要なのだ。

マイナスがプラスになる

しかし反面、そのような悲嘆に長く陥っていられるのは、何もしなくても生活できる環境に恵まれているからであるともいえる。何もせずただただ涙にくれる日々を過ごしていられる人はそうしていられるだけの環境がある。日常生活に支障をきたすことがない人だ。由紀さんは次のように語られた。

泣いている暇なんてありませんでしたよ。私が動かなければ生活が回っていかないんですから。自分が食べたくなくたっておばあちゃんには食べさせなくちゃならないんです。ご主人失くして何もせずに一日中泣いているっていう人がいますけれど、恵まれているんだなあ、と思いますよ。

そのとおりであると思う。楽しみに浸るのも哀しみに浸るのもある面同じだ。そうしていられるだけの時間と環境があるということなのだから。

農家の長男の嫁であった由紀さんは、ご主人との闘病生活の疲労と死別の哀しみを十分に受け止める間もなく、葬儀の段取りを考えなくてはならなかった。田舎の葬儀は未だ自宅で行われている地域は多い。親族や多くのご近所を迎える算段、料理の手配から葬儀社との打ち合わせ、そして弔問客の接待と、喪主である由紀さんは休む間もなく動き回らなければならなかった。葬儀が終われば、世帯主の変更に伴う様々な手続きがある。それらを独りでこなしながら、今後の生活のことを考えなければならなかった。由紀さんは死別三か月後に仕事を始めた。これまで専業主婦であった由紀さんが新たに仕事を持つということは大きなことだ。それを成し得たのは、息子を何とか卒業させなければ、という思いと義母の世話をしなければ、という思いであったと言う。

今思うと、忙しかったのがかえって良かったのかな、って思うんです。仕事を始めるまでにいろんな手続きやら遺品の整理やら早く片付けてしまおう、って休まず動いていましたね。誰かに悲しい、とかって話をすることもなく。そんな相手もいませんでしたけれど。いつのまにか今の生活があたりまえになっていましたね。

香織さんの息子は当時、闘病中であり通院の付き添いを欠かすことができなかった。息子の病が完治し独立するまで自分が面倒をみなければ、という責任を香織さんは自分に課していた。また、義母は施設に入所していたものの夫に替り後見人としての責任が遺されていた。このふたつは、香織さんにとってどうしてもやり遂げなければならない問題として生活の中に組み込まれていた。

現実を生きる

孝子さんは、ご主人が病になる数年前に自身が大病を患いその後遺症が残っていた。同居していた娘に生活上の手伝いをしてもらっていたが、娘は結婚が決まっていた。その娘に迷惑はかけたくないと思い、また夫が担っていた地域での役割を継いでいきたいという思いから、独り暮らしを決心し、そのために必要な準備を始めた。

こんなふうにね、病気しょっちゃってるからね。健康な人たちとは違うと思いますよ。とにかく自分のこの身体でなんとかしなくちゃならないからね。だから考えますよ。現実をね。これ現実なんですよ。いつまでも主人のこと考えていたってね。私は生きていかなくちゃならないんだから。

このように三人は、それぞれ経済的な問題、家族の問題、自身の健康問題という避けられない問題を抱えていた。それは、「悲嘆にくれる」以外にどうしてもしなければならない、考えなくてはならない問題であった。情緒的な問題はそれを心の隅に一端、留めておくことが可能であるが、現実生活は一日たりとも欠かすことはできない。そしてそれが自分自身のことではなく、家族のためであればなおのことである。夫の死別後に、避けられない問題があるということは、一般にマイナス要因と考えられるであろう。遺された妻が、経済的にも社会的にも不自由のない環境があったほうが救われるのではないかと。この三人のケースだけをみて、避けられない問題が、立ち直る要因になると断定することはできない。しかし、本来ならばマイナス要因であるものが、逆に生きていくためのエネルギーを引き出す要因になっていたことは事実である。結果として悲嘆状態に閉じこもることなく日常生活を続けていたのである。

香織さんの夫は、死の前年の手術の際、死を覚悟して香織さん宛てに手紙を遺していた。その手紙を香織さんはお守りのようにして常に持ち歩いているという。そこには香織さんへの感謝の言葉が綴られていた。

こうやって写真と一緒にね、ぼろぼろにならないようにケースの中に入れてね。いっつも持ち歩いています。どこへ行くにもバッグの中に入れてあって。もう宝物です。

死別の悲嘆は、故人と再会することができない現実がわかっているにもかかわらず、故人に対する思いが続くということにある。そしてその故人を取り戻そうとするかのように回想する。その際、故人との良き思い出がある人は、いくつもの記憶を心から引き出すことができるであろう。それが香織さんのように、実際に触れ得るモノとして手元に遺されていれば尚、夫との日々を確かな事実として留めておくことができる。

3　物・人・言葉

(1) 遺品

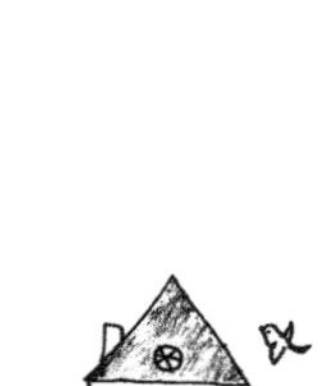

愛しい人を喪った後、故人のアルバムを作る、という遺族が多い。故人の誕生から軌跡のよ

うに写真を並べて、そこに故人の縮小された人生があるかのように。一冊のアルバムは、遺品と同じように、目に見える形で遺された者のそばにあり、心を癒す役割を果たすのであろう。

遺品の処分

遺品に対する思いは家族であっても様々であろう。いつまでも遺品に執着せずに早く処分してしまいたいとする者もいれば、常にそばに置いておくことで故人の身代わりとして共にいることを強く感じ生きる励みとする人もいる。

私の経験では、遺品処分は時が経つほどに難しくなる。死別当初は、早く片付けて新しい生活を始めなければ、と追い立てられるような気持ちで、死別に伴う手続きと並行して遺品の整理をしていた。けれどとりあえず早急にすべきことを終えてしまうと、これから独り暮らしが永遠に続くという現実に圧倒されてしまった。取り戻すことのできない過去への執着が強まった。そうなるともうメモ一枚でも捨てられなくなる。彼の筆跡に愛おしさを感じてしまいそれはただの紙きれではなくなる。ＣＤケースに彼の指紋がついていると思えばほこりをふき取ることさえ躊躇する。

家族が亡くなった後、いつまでも故人の部屋をそのままの状態にしておく、という話をよくきくが、当事者になって初めてその気持ちがよくわかった。気の済むまでそのままにしておけばいい。そのうちに自然と、もういいかな、という時期がくるであろう。

(2) 語れる相手

聴く者の役割

独りで回想するだけではなく、それを他者に語るということにはどのような意味があるだろうか。香織さんは、私に同じ体験者だからと言って、他の人にはあまり語らない夫との大切な日々を語ってくれた。

仕事が忙しくてね、ふたりで旅行なんて全くそれまでなかったんですけれど、亡くなる五年前くらいからね、私を旅行に連れて行ってくれるようになったんですよ。それでね、亡くなる四か月前にはね、これが最後の旅行と思ったのかな。京都へね。お医者さんがね、よく行ってこられましたねって。夫は私のために連れて行ってくれたんだと思いますよ。本当にいい思い出になりましたね。

香織さんは、どのようなルートで行き、どのような景色をふたりで見たか、その時にどのようなことをふたりで話したか、ということを懐かしそうに語ってくれた。そして、それらの思い出が心の支えになっているという。思い出を語る時、香織さんの脳裏には夫が再生しているのであろう。

私には、香織さんが、夫婦の仲睦まじさを知ってもらいたい、こんなすばらしい時を私たち夫婦は過ごした、ということを知ってもらいたいのだと感じられた。誰かに語り理解してもらうことで、良き夫を伴侶とした自分の結婚生活が幸せであったと確信することができる。第三者に認めてもらうことは、悲嘆感情を和らげ心の支えとなるのだろう。

独りで回想していると、その思い出が楽しければ楽しいほど、もう二度とこのようなことはないのだ、という哀しみに一瞬のうちにとって代わられてしまう。ひとりでアルバムなどを見ていると楽しかった時間は再現されるが、それもほんの一瞬であり、その後はまた悲嘆に襲われる。しかしそこに第三者がいれば違ってくる。誰かに語るとき、こんなに幸せだった私、を見せたいのであるから、相手に語っている間は自分たち夫婦を客観的に眺めることができ、幸せな気分を持続させることになる。語る相手により多少の見栄を張り、すばらしい夫であったことを誇張したりするかもしれない。思い出は、語られたように修正されて記憶される。そのように語った、ということは、遺族がそう思いたい、ということであるのだから、第三者は、それが事実とは違うと気づいても、間違いを指摘する必要はない。そのまま共感するだけでよい。それが哀しみの語りを聴く者の役割である。

遺族ケア

遺族のそばに寄り添い話をきくという行為は、専門の訓練を受けたものでないと難しい場合がある。身内や友人など親しい者は、もちろん親身になってかかわってくれる。けれど親しいあまりに、何とか早く立ち直ってもらいたいと願い、黙って寄り添うことができずに励ましてしまう。また、専門知識がないと、悲嘆の状態が通常のものなのか病的なものなのかわからず不安になってしまい、遺族の心情を十分に受け止める存在になることは難しい。欧米に比べ日本では、遺族ケアを行っている機関は少ないが、悲嘆が複雑であったり自殺念慮に移行する危険性のある場合など専門家のケアが必要な場合がある。

死別後のもっとも辛い時期に、訪問看護師が私を訪ねてくれた。彼女がいなかったら私は苦しみをどこへぶつければよかったのだろう。どうしようもない心の痛みは、誰にでも打ち明けられるものではない。同じ死別を経験した人でないと理解してはもらえないという思いがある。また、自分の弱さをさらけ出すことに躊躇したりもする。

彼女の前ではいつも悲しみにくれる弱者でいられた。彼の看護に引き続きケアしてもらえる立場に居させてくれたからだ。だからどれほど弱みをみせても自尊心が傷つかない。辛くてどうしようもないということを言葉と涙で何度も訴えた。感情の湧き出るままに言いたいだけ言って泣きたいだけ泣くというのは初めての経験だ。彼女はいつも「自然体でいいんですよ。泣きたいときはいつでも泣けはいいんです。絆が強かった分、人の三倍くらい時間がかかるかもしれないけど焦ることはないんですよ」と言ってくれた。彼がどんな死に方をしたか、ひしひしと死が迫るあの日々を共に過ごしてくれた人と語りあえるというのは本当にありがたかった。後に、彼が自分の死後の妻をケアしてもらいたいと彼女に頼んでいたことを知った。

（3）他者とのつながり

友人

孝子さんには、家族以外にも気軽に話をしたり、行動を共にしてくれる友人が何人かいる。友人たちと楽しい時間を過ごしていることを語ってくれた。

娘にも言われるけれど、私は友人に恵まれていますね。ヘルパーやってる友人が足や手をマッサージに来てくれるの。ランチとか料理教室とかに誘ってくれる人もいるんです。昨年は東京ドームに誘ってくれて行ってきました。手をもってくれて階段とか私に合わせて歩いてくれるんですよ。今年の夏は北海道に旅行に行く計画をしているんですよ。友人にとても支えられていますね。

近隣に身内のいない私も友人たちにとても助けられている。たびたび家を訪ねてくれて、話し相手になってくれたり、食事を共にしてくれたりする。いつまでも彼を忘れずに好物を供えてくれたりするその心遣いが本当に嬉しい。独り暮らしをしてみて初めてわかったのだが、日常生活の中には、女性の力では難しいことがけっこうあるものだ。たとえば、高い場所に物をしまったり取り出したり、重い灯油缶を運んだり、床のワックスがけをしたりなどは、私のような非力な女性には重労働だ。そんな時に気軽に手を貸してくれる友人がいる。そしていざという時は、すぐに駆けつけてくれる。これから年齢を重ねるに従い身体の老化による不安はあるが、このような友人たちがいることは、本当に心強くありがたい。

メール

メールというツールはとても役立っている。電話はこちらからかける場合にも相手に気をつかい、かけてきてくれた時にも、その時々の心理状態で話すことが辛い時がある。メールはそのようなことを気にせずにやりとりができる。今でも何人かの人が折に触れ、メールをしてくれる。ほんの数行の言葉が、人とのつながりを感じさせてくれて孤独感が癒される。

（4）癒しとなる言葉

配偶者を亡くされた知人宅を訪問する際、どのような言葉をかけたらよいのかわからない、ということをよく聞く。深い哀しみを経験したことのない人にとっては、悼む気持ちをどのように表わしたらよいのか悩むのであろう。

静かに寄り添う

死別後間もない時期は、静かにそばに居て、遺族が何か言葉を発したらそれにうなずく。それだけでよい。弔問には、「ご愁傷様でした」「本当に何と言ってよいのか言葉がありません」

など定型句で十分だ。親しい間柄だからといって「元気だしてね」とか「しっかりしてね」などは禁句だ。なぜ死別後すぐに元気を出さなくてはならないのか。なぜしっかりしなくてはならないのか。それでなくても、喪主としてしっかりしなくては、と気丈にふるまっていたりする。そのような時に励ましの言葉は無用だ。「穏やかなお顔をしていらっしゃいますね」「安心して眠っていらっしゃいますね」などは、故人が安らかに逝ったことを印象づけ、遺族のなぐさめになる。

「あなたは本当によく頑張ったわよ」と言う友人の言葉が辛かった、と話された方がいらした。遺族には、もっと何かできたのではないか、という後悔がつきまとっている。そんな時に、「頑張った」という評価的な言葉を他人に言われたくはないのだろう。「ご主人はきっとあなたに看取られたことを喜んでいますよ」という言葉が嬉しかった、と話された方がいらした。遺族は、自分が故人の最期に役に立てたかどうかを一番気に病んでいる。だからこのような言葉で救われるのだろう。ただ、このような言葉は、遺族とどのような関係であるかによって伝わる意味が違ってくる。

こころに届く言葉

葬儀から半年も過ぎると、配偶者の死を経験したことのない人たちは、もう立ち直ってもいい頃では、と思ってしまうらしい。そして遺族を励ます言葉を言ってしまう。「いつまでも悲しんでいると故人が成仏できませんよ」「死んだ人の分まで楽しく生きなくちゃ、故人が悲しむわよ」「もう十分悲しんだのだから元気だして」などは、遺族と近しい関係にあると思っている人ほど安易に口にしてしまう。

私もよく言われた。「ご主人はあなたらしく人生を生きることを望んでいますよ」「ご主人の分まで元気で長生きしてください」「いつまでも悲しんでいたらご主人も悲しみます」など。このような言葉を言われると励みになるどころか腹立たしくなった。より一層、誰にも私の哀しみは理解できないという思いが強まった。私を心配する周囲の優しい気持ちは全く心には入らなかった。このような言葉を受け入れられるように感じたのは、死別から一年半も過ぎた頃だった。この時期、私が反発できなかった言葉はひとつだけだ。「鮎ちゃんの今日という日は、彼が生きたかった明日という日なんだよ」。妹のこのひとことで、私は自分の「生きる」をこの先も続けなくてはならないんだ、と感じた。私が死の誘惑から逃れられたのは、私の命は私だけのものではなく、彼と二人分の人生を生きるために与えられているものだということを知ったからだった。

第2章　死別がもたらすポジティブな影響

配偶者と死別するということは、人生における大きなマイナス要因と捉えられることが一般的である。死別によりそれまでの人生の変更を余儀なくされたり、夫婦で描いていた夢や希望が消え、結婚生活に終止符を打たなければならない。けれど遺された人はそれでも生きていかなければならない。生きざるをえない。寡婦となった女性の「生きる」は続いてゆく。

この「生きる」に対する考え方は、死別前と後でどのように変わったのか。死別が与えるマイナス面と言うのは誰でもが容易に想像がつく。しかし、人は、そのマイナス面だけを引きずって歩いているだけではない。死別の悲嘆を乗り越えたかのように、生き生きと生活している寡婦も多い。そのような人たちは、死別にまつわるネガティブなイメージに囚われることなく、その後の人生にプラスに働くような何かに気づき、あるいは学んで、新たに自分の人生を歩き始めたのではないだろうか。彼女らに積極的に生きる方向へと向かわせたものは何であるのか。またそれをどのように現実生活の中に組み入れているのであろうか。この章では、死別がもたらしたポジティブな面に視点を当ててゆく。分析によって現れたポジティブな影響とは、「個として生きる」「人生観の獲得」である。

1　妻、嫁としての生活と気持ちの変化

＊香織さん

香織さんは、長男の嫁として結婚当初から義父母と同居していた。香織さんの世代においては嫁が義父母の面倒を見るのは当然という風潮があり、香織さんもそれを当たり前のことと受け入れてきた。しかし結婚生活を振り返ってみると、気の強い義母との関係には苦労が多く、子育てにおいても義母の意向が優先され不自由さや不満を感じていたことが語られた。香織さんは、義母が認知症になってからも甲斐甲斐しく面倒をみてきたが、家庭内での生活に危険が伴うようになり、医師の勧めもあって施設入所となった。その後、子どもふたりが成人し「母親」という役割が一応終わり、夫の死別により「妻」という役割もなくなった。

　今思うとね、若い時にね、もっと仲良くしておけばよかったと思ってね。主人は仕事が忙しかったし私はおばあちゃんの世話があったからふたりで旅行なんて一度もなかったんですよ。それがね、亡くなる五年くらい前からね、私を旅行につれていってくれたんですよ。飛行機にも初めて乗って北海道にも行ってきました。あとは演劇とかディナーショーとかも。いいホテルに泊まってね。おばあちゃんいるときは、私が外へ出るのをおばあちゃんが嫌がる人だったんで行けなかったんですよ。だからホテルなんて泊まったことなかったんです。

それがね、今までしてなかった分、一挙にするって感じで。亡くなる年の結婚記念日にはね、京都へ連れて行ってくれたんです。もうやつれてましたけどね。お医者さんは「よく行ってこれましたね」って。お父さんは、これが最後の旅行と思ったのかなあ。私のために、私の思い出のために。本当にいい思い出になりましたね。思い出を作ってくれたんです。だからその五年間はね。お父さんと一緒にふたりで旅行にも行けたし家でも過ごせたし、本当に良かったです。

……おばあちゃんは、まだ生きていますけど施設にお世話になっているので嫁として解放されたんです。主人が生きている時は、妻としての役割を頑張ってやってきましたけれど、そこも解放されたわけなんですよ。娘は仕事してますし、息子もまあ自分の人生を生きているんで親としての役割からも解放されました。だから私はやっと、私は自分としてね、自分として本当に向き合える時がきた、と今、思ってるんです。

死別二年後、香織さんはボランティアを始めた。自由な時間を何か人の役に立つことをしたいと思っていたところ、近くの植物園でガイド募集のちらしを目にした。孫の成長を支援するだけの人生ではなく、もっと他に何か自分にできることをやってみたい、社会とのかかわりをもつ活動をしてみたいという思いがあったという。

ボランティアの初日にね、褒められたんですよ。そしたら嬉しくなっちゃってね。私のつたない話をにこにこしてお客さんが聴いてくれるんですよ。そういうのがすごく嬉しくてね。

自信になりましたね。誰かにやってあげられる悦びっていうのがあるんですね。

初めて家族以外の人に対して、自分が何かを与える、という経験をし、他人に喜んでもらえることができる自分を発見した。自分の活動が相手に喜ばれ、それがまた自分の悦びになるということを知る。このボランティア活動とそのための勉強が香織さんの生活の中に入ってきて日常化された。

インタビューでは、「ご主人が亡くなる前と後とで何か気持ちの上で変化したことはありましたか？」と問いかけた。それに対し、香織さんは、まず義母との生活が終わって解放されたこと、次にご主人が亡くなり妻の役割が終わったことを語った。つまり、香織さんの内では、大きな転機が二度あったと認識されているのであろう。そして妻、嫁、母親という役割がなくなった時、自分自身の人生に向き合い外へ向けての活動を行うようになった。

香織さんの夫は、癌に罹患するまでは病気をしたことがなくいたって健康であった。体格もよく日常的にスポーツもしていたので、その夫が癌になるとは、香織さんにとってはまさに晴天の霹靂であったという。そしてそれは自分の身にも起こり得るのだということを知る。

先のことはわからないから、今現在を充実させてね。一日一日と思って。だって先のことは保障ないですから。主人が亡くなって本当にそう思いましたね。私だってね、いつ死ぬかもしれないんですよ。だからほんとに、一日一日を大切に生きよう、と思ってるんです。

香織さんは専業主婦として生きてきた。子育てと義父母の世話をしながらも、もっと何か違う生活があるのではないか、と自分の生活に対する物足りなさや外で働く女性に対する羨望があったという。しかし夫が亡くなった後、自分がどれだけ幸せな生活をしていたかということに気づく。そして現在も娘や孫と共に暮らすことのできる生活に満足し幸せを感じている様子が語られた。

お父さんが亡くなった時、本当に思いましたよ。平凡なね。こういう平凡な暮らしができることが奇跡なんだって。若い頃はね、ただの主婦で子ども育てて、もっと何かあるんじゃないかとそれを思ったこともあったんですよ。でもそうじゃないんだって。本当に平凡などこにでもある普通の生活ができるって、それが幸せなんだって。そうわかったんです。

日常生活というのは、平凡な毎日の繰り返しであるともいえる。何か心を動かされるような出来事が頻繁に起こるわけではない。しかしそのような日々の繰り返しのなかにも楽しみを見つけることができる。

おもしろくないときっていうのは気持ちが落ち込んで何もする気がないんですね。それで何もしないんですよ。しばらくするとふと、つまんないな、って思うんですよ。そりゃそうですよね。何もしないんだから。それでね。気が付いたんですよ。自分から何かしなくちゃつまんないんだなって。だからどうせ過ごすんだったら楽しいほうがいいと思ってね。なるべく楽しく過ごしていますね。

＊孝子さん

孝子さんは長男の嫁であり、結婚当初から義父母、身体の不自由な義妹と生活していた。近隣に住む親族との付き合いも多く、孝子さんは嫁として忙しくしながらふたりの子どもを育ててきた。義父母と義妹が亡くなった後、念願であった介護ヘルパーの資格をとり仕事を始めたが、数年後に自分が病に倒れた。リハビリに励み何とか日常生活を送れるようになった頃に今度は夫が癌となる。死別後しばらくは、哀しみと自分の身体の不自由さに悲観的になり、何かをしようという気には全くなれずに外出もほとんどしなかった。大切に育てていたシンビジウムなどの植物は全て枯らしてしまった。気持ちの変化が起こってきたのは死別二年後くらいからだという。何かきっかけがあったわけではないが、趣味の園芸を再開したり、夫の使っていたものなどを片付け部屋の模様替えをしたり、友人と外出できるようにもなってきた。

身体が不自由なこともあって、くよくよ考えていた時期もありましたけど、そんなこと気にして生活していくよりも自分自身がどう生きていきたいか、ということを考えるようになりましたね。そう思えるようになるまでやっぱり時間がかかりましたね。

孝子さんは、現在、料理教室、健康体操、陶芸などいくつもの習い事をし地域の集まりにも顔を出して毎日のように外出している。園芸店にもよく出かけ、家の中には鉢植えがたくさん並んでいた。また、テレビの旅行番組を観ているだけではなく実際に行ってみよう、という気持ちになり昨年からは、友人との旅行を一番の楽しみとしている。夏に計画している旅行のパンフレットを私に見せてくださった。

最初はね、自分から誘えないと思ったんでね。こんな身体だから迷惑かけるかもしれないからね。だから、友達が行こう、って誘ってくれたときは行けたけど、自分からは誘えないってずっとそう思ってたんですよ。それがね、テレビ番組で紹介していたところに観てるだけじゃなくて行きたいな、って思って。自分の中で行きたいと思ったときが一番いいときなんですよね。来年はそう思わないかもしれない。でもね、そう思えるまでがやっぱり時間がかかりましたね。

孝子さんには、夫が定年退職したら山奥に居を構え夫婦ふたりで時間に追われないのんびりした生活をしたい、という夢があった。その夢に替るような短期間での田舎での滞在を友人と計画し、これからの自分の時間を楽しもうとされている。それには、旅番組で観たタレントの生き方がモデルになっていることが語られた。

いろんなことを乗り越えてきたから、もうのんびりしたいっていうかな……夢が叶えられなくなってね、だからそれに替ったものを何か日々考えていたんです。あまりお金がかからないものを考えて。たまたまテレビを観てたらそれがあってね。和泉雅子さんの生き方がいいなあ、っていうのがきっかけですね。私の理想としていた生活。あんないいところに住んでいるんだ。少しでも味わいたい、って思ったのがきっかけです。それで友達に話して……

淡々とそして力強く語る孝子さんだが、若い頃からどちらかというと他人に言われたことをくよくよと思い悩む性格であったという。それが今は、他人に言われたことを気にしたり、家族に愚痴をこぼすよりも、自分が変わることで精神的に楽になれるんだ、と気づいたという。

主人が癌になったことと自分が病気したことですごく変われたかな。あと、変わんなくちゃいけないな、って。親戚との付き合いとか、お友達との付き合いとかで、相手の考えとか見方とか常に気にして生活するよりも、自分自身がどう生きたいか、ということを考えるようになりましたね。

……だけどこういう人生になるとは思わなかったですね。予測できなかったから嫌でも乗り越えなくちゃならなかった。これ現実だからね。今の現実を受け入れなくちゃ、っていうのはありましたね。今は、何が最良かということしか考えない。先のことは考えないですよ。

孝子さんの語りの中には、「現実を受け入れなければならない」「人生は予測がつかない」という言葉が幾度となく使われた。孝子さんにとって、死別と自分の病は人生における大きなマイナス要因であったはずだ。しかし、いつまでも思い悩む性格から、自分がどう生きたいか、というポジティブな考え方に変わったことをはっきりと自覚していらした。

＊由紀さん

由紀さんは農家の長男に嫁ぎ義父母と共に生活してきた。夫は農業は継がずに勤め人であった。義父が亡くなった後も、夫↓義母↓子ども↓嫁という家族内の序列は残っていた。それを当然のことと受け入れ、特に不満を感じることもなかった。夫と義母、そして子どもたちのために日常生活のこまごまとした仕事をすることで一日が終わり、自分のために何かをするという時間も欲求もそれほどなかったという。夫が亡くなり初めて自分自身の人生を考えるようになった。そうして振り返ってみると、やはり、自分の一存では何も決めることができない、というような不自由さはあったと感じている。たとえば、夫や義母の許可なしには外出できない、義母を置いて夫婦や子どもたちとの旅行はできないなど残念に思うことはあったと。それが、夫が亡くなったことで義母との関係が対等になったと由紀さんは感じている。

今まではおばあちゃんの意に沿わないことをすると主人との間でごたごたしてやっかいだったので、面倒でも何でも言われるとおりに聞いていたんです。でもこれからはふたりだけでやっていくのだから、はっきり自分の意思を言うようになりました。ここはこうしてもらいたいとか、これはできないとか言えるようになりました。おばあちゃんとの関係においてストレスがなくなってきましたね。

今では、由紀さんが仕事や用事で遅くなった時は、義母は由紀さんの準備しておいた食事を食べて先に休む、ということが当たり前になり由紀さんの行動の制限がなくなった。また、義母と対等な関係を持つことができるようになったことで、その他の人たちとのコミュニケーションの在り方も変わった、と言う。

強くなりましたね。自分でやっていかなくてはならない、という思いから、何となく外に対して強くなりました。親戚に対してだけでなく交渉事とか、たとえば役場や銀行に行った時の物言いが一歩引かなくなりました。独りだからとバカにされてはいけない、と思っているのかもしれないですけれど。以前は向こうの言うとおりにきいていたんですが、それではダメだと。納得いかないことはちゃんと質問したり引き下がらないようになりましたね。

由紀さんは、死別後三か月で職に就いている。香織さん、孝子さんに比べて早い段階での転機である。新たに出発する気持ちの切り替えができたというよりも、遺族年金だけでは生活が厳しいという経済的な状況が影響している。仕事をしなければ、と探していたところ、知人から現在の仕事を紹介された。由紀さんは保育士の資格を有しているがこれまで働くチャンスはなかった。初めての勤めで自分にできるだろうか、という不安はあったが、とにかく働かなければならなかった。

子どもを育てた経験が役に立つと言われて私にもできるかな、と思ったんです。仕事の内容は詳しくは訊いていなかったんですが、私で役に立つならやってみようと思いました。この仕事を始めて良かったと思います。主人が亡くなってから手続きや遺品整理などやらなければならないことはたくさんあったんですが、仕事を始めることになったので、それらを時間をかけずに片付けようと思って、毎日忙しくしていることで哀しみを忘れていられたように思います。やってみたらやりがいのある仕事でしたしこれからも続けていきたいと思っています。

仕事を始めたことは由紀さんの人生において大きな転機であっただろう。これまで主婦として家の中だけの仕事であったが、働きに出ることで由紀さんの生活のリズムは変わり、行動範囲は広がった。そして、これまで考えなかった自分自身の人生というものを考えるようになったという。仕事を充実させるために、通信制の大学で学んだり研修会に出かけて同じ職業の人たちと語り合ったりと由紀さんの人生の新たな面が開かれた。

仕事を始めたことで、職場のいろんな人に出会って人間関係も広がりましたし、知識がないとやっていけない仕事なので勉強しようという気持ちにもなりましたね。仕事を始めて本当に良かったと思います。ただ、いつまで仕事があるのか、おばあちゃんが、寝付いてでもしてしまったら続けられなくなるかもしれないなど不安はありますね。

2　個として生きる

（1）役割からの解放

死別後の変化として、「役割から解放された」「自由になった」という語りが聞かれた。これは偶然にも三人が、「専業主婦」「長男の嫁」であり結婚当初から「義父母と同居」していたことが要因としてある。彼女らの年代は、長男と結婚したら夫の実家に入り、義父母の世話をするのは当然とされていた。

それにしても死別後の変化として嫁の役割が消えたことが話題になるとは、全く予想をしていなかった。ただ、この言葉だけを提示してしまうと、彼女らがこれまで家庭にしばられ、不本意な生活を強いられてきたと誤解をまねくおそれがある。そこで日本における専業主婦、長男の嫁、という役割について少し説明を記述する。

専業主婦の役割

専業主婦という立場は、サラリーマン世帯の普及によって一九七〇年代に急速に広がった。[1]「サラリーマンの夫と専業主婦、二人の子ども」というのが、その時代の典型的な家族である。私の母親も専業主婦であった。同級生の家庭を思い出してみても、共働き夫婦は一割にも満た

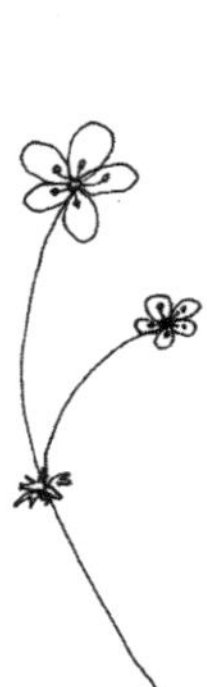

1．嶋崎尚子：家族をいかに観察するか　家族生活研究　37－52　放送大学出版会　2009

なかったのではないだろうか。高度経済成長がまだ続いている時代。父親だけの収入で家族を養うことのできた豊かな時代であったともいえる。私の家庭は裕福というわけではなかったが、セールの時期になると東京のデパートに出かけていって、家族全員の服をまとめ買いしていたことを思いだす。女の子は普段着の他に〝よそ行き〟という服を持っていて、小さなバッグにエナメルの靴をはいて〝おでかけ〟をするのが楽しみであった。父親は働きづめであったことは間違いない。今のように週休二日ではなく、土曜も平日と変わりなく働いていた。早朝に出勤し夜遅く帰ってくる父と顔を合わせることはほとんどなかった。この時代は、「働く夫と家庭を守る妻」という性別役割が明確にあった。家族社会学で研究されている家族や結婚、夫婦関係の動向、そこに生じる諸問題などの研究では、次のようなことが言われてきた。[2]

○日本の夫婦は性別役割分業が明確でそれぞれの分担領域を守る「分業型」である。
○日本の家族は、夫婦中心ではなく子ども中心で母子密着・夫婦疎遠である。
○女性に専業主婦の役割を求めつづける男性と、家庭だけでなく仕事における自己実現を目指す女性との間に意識のギャップが生まれ、男性の保守性が問題となっている。

ここでいう役割分業とは、夫は外で仕事をして経済的な面を担当し、妻は家事育児を担当するというものである。それは夫婦が家庭生活全般における役割を分担し協力しあって生活していくのとはいささか異なる。このような分業は、妻の立場にしてみれば、特に子育てに関して不満が多かったようだ。実質的な世話だけではなく、しつけや教育に関しての一切を妻に任せ

2．難波淳子：日本人女性の結婚と成熟　1–29　風間書房　2006

きりの夫も多かった。昨今は、「イクメン」という言葉が流行しているように、積極的に子育てにかかわる夫が増えてきてはいる。しかしたとえば、夫より妻の収入が多かったり社会的地位が上だったりすると世間体が悪いとか夫の立場がない、果ては結婚生活がうまくいかない、ということはよくきかれる。そんな心理はやはり、この性別役割分業がいまだ日本人の意識に根強いことを示しているのではないだろうか。

主人は働くことが大好きな人で主人は働く人、わたしは主婦として家庭を守る人とはっきり分かれていました。役割分担ができていて寂しいこともありましたよね。ちょっと母子家庭みたいだな、って思った時もありましたし、でもしょうがないのかな、と思っていました。(香織さん)

主人は仕事が好きでいつも仕事中心でしたので、子育ての頃はもっと子どもにかかわってもらいたいな、って思うこともありましたね。(孝子さん)

主人は仕事熱心で経済的な面や対外的な面では頼りがいがありましたが、家の中のことは主婦がやるもの、という考えでしたので子育てや家事などにはほとんどかかわりませんでした。子育てに関してもふたりで相談して決める、ということはなく、そのことに不満や寂しさを感じることもありました。(由紀さん)

このように彼女たちの夫は、性別役割分業意識を持っていた。それに対して妻の方も子育て等に協力してもらいたいという不満や寂しさを感じていても、一生懸命働いてくれる夫に感謝し、主婦の役割をこなしていた。

嫁と姑

夫が妻よりも自分の母親を常に優先させていたことは、妻の寂しさに繋がっていたのではないだろうか。どれほど義父母に尽くしても嫁として当然のことという雰囲気があったようだ。嫁にとって姑は絶対的な存在であった。

おばあちゃんは強い人で何でも自分の思い通りにコントロールしたい人でした。主人は私との結婚生活よりも息子としての立場の方が長いわけですから始めのうちは夫という立場になりきれないんですね。それにすごく寂しさを感じましたし、納得いかない気持ちを感じました。でもおばあちゃんは威厳があってね、こわかったですね。だから私も何も言えませんでしたね。（香織さん）

主人は母親を一番に考えていて、おばあちゃんが家庭の中心でした。夫婦ふたりで行動することは全くありませんでした。経済的な面や対外的な面ではきちんとやってくれて頼りがいがありましたが、たとえば、子どもたちのことで主人と話を共有したほうがいいと思って話をしても、そんな日常の些細なことを俺がきいてどうするんだ、というような古いタイプの人間でした。主婦というのは全部をしゃべらなくてもわからなくちゃいけないという考えの人でしたので主人にもおばあちゃんにもいつも気をつかっていました。ふたりで何かをするということはほとんどなく夫婦の会話もあまりありませんでした。主人よりも子どもたちと会話することのほうが多かったので、寂しいな、と思うこともありました。（由紀さん）

働く女性へのあこがれ

専業主婦が働く女性にあこがれを抱いていた時代があった。家庭内だけの生活よりも社会的な活動をしている女性の方が、自分の可能性に挑戦し自己実現を目指しているように見えたのだろう。けれど、働きたくても家庭環境や夫の考え方でそれができない女性は多かった。香織さんも若い頃は、もっと他に自分の人生があるのではないかと働く女性にあこがれを抱いていたという。

その頃に比べ今の日本は、モノがあふれているが、共働きしなければ家庭の経済が成り立たない時代である。働かざるを得ない妻が、専業主婦を羨むという逆転現象もみられる。しかし夫婦の役割に関しては、未だ保守的な男性が多く、妻の負担が増えただけという家庭も多い。

私は、専業主婦を否定するものではないし、自分の親を第一に思う息子を否定するものでもない。ただ、このような夫婦関係にあった妻の中には、何か納得いかない思いや寂しさを抱えていた人も多いという事実を伝えたい。そして香織さん、孝子さん、由紀さんは、主婦としての役割である家事や子育て、義父母の世話をこなし、自分自身のことをいつも後回しにしてきた。そのことを後悔しているわけではなく、専業主婦としての自負を持っていらっしゃる。しかしそれだけに、夫との死別により、大きな役割を終えた安堵感と共に、解放感も大きかったのではないだろうか。「解放された」「自由になった」とはそのような意味を含む言葉である。

（2）自分自身と向き合う

「妻」「嫁」「母親」という役割から解放されたことで、精神的にも時間的にもゆとりができる。これまでは家族の世話が優先され、自分自身のことに使う時間はなかった三人である。特に癌の夫の闘病を支えてきた期間は、すべてを夫のために捧げていたことであろう。それが、死別を境に初めて自分のことだけに使える時間ができる。

現代の日本では、パートナーとの在り方が必ずしも「結婚」という法的手続きをとらずに生活を共にするカップルも増えてきた。けれど少し以前までは三人のように、一度生活を共にした相手とは生涯人生を共にするという覚悟で結婚した。人生は夫婦ふたりで歩んでいくものであり、家族の歴史を重ねていくものであった。その人生の途中に夫の死は想定されていなかった。女性の平均寿命を考えると先はまだ長い。残りの人生をどのように生きるのか、自分と向き合わざるをえない。

妻としての役割を頑張ってやってきましたけれど解放されたわけなんですよ。義母は施設にお世話になっているので嫁としても解放されましたし、親としてもね、だから私はやっと自分としてね、本当に向き合える時がきた、と今、思っているんです。（香織さん）

とにかく現実を受け入れなくちゃならなかったんです。自分の考えてた理想はその通りにはならないことがわかってるから。現実を見て、自分の気持ちも変わってきて、これから自分はどう生きていこうかな、って考えますね。（孝子さん）

自由と孤独

解放され自由になるということは、同時に、何にも属さない不安定感を持つことにもなる。自己を安定させるためには、「何者かである自分」にならなければならない。そのために自分自身と向き合わざるを得なくなる。「遺された者の人生とは何であるのか」「これからどのように生きてゆけばよいのか」という意識的・無意識的な問いが発生する。

香織さんには同居の子どもと孫がいるため、夫との死別は喪失感をもたらしたが、日常生活においての孤独感をもたらすには至らなかった。しかしその生活はいつまでも続くとは限らない。香織さんは独りになった時のことを予測し、今後の生き方を模索していた。

主人は家を遺してくれたけれどね、ここに本当にひとりだったら私は寂しい人生だったと思いますよ。でもこれからわかりませんよね。ずっと一緒ではないかもしれません。その時が来るのが怖いんですよね。すごく怖いんです。そうなっても自分独りでちゃんと生きていかれるように、そういうふうになりたいんですよ。

私には彼女たちのように、解放されたという感覚はほとんどない。長男の嫁ではあったが、同居はしておらず、夫にも義父母にも嫁としての役割を課されてこなかったからだ。誰にも干渉されることのない結婚生活はむしろ親子関係よりも自由であった。

けれど、彼と死別した後、私は、糸の切れた凧のように、私をつなぎとめていた何かがプツンと切れてしまったような不安定さを感じた。浮遊感といってもいい。デラシネ（根無し草仏語）という言葉を姜尚中が在日である自分の感覚に使っていたが、その言葉がなぜが私の心にぴったりと響き、私はデラシネになったのだ、とひょろひょろした草が風に揺れている姿を自分に重ねた。それはもう、とてつもなく不安定なものであった。その不安定さを解消するためには、新たな人間関係を築いていかなければならないと思った。所属意識というのも安定には重要である。非常勤の仕事をしていたため職場においての所属感は薄かったので、新たに資格をとり、社会における自分の立ち位置をより明確にしようと考えた。大学院に入ったのも、同じ方向性をもって研究をしている仲間たちとつながりたい、という思いがあった。

新たな自己の獲得

日本社会では、一般に、結婚した女性は、「○○さんの奥さん」と呼ばれることが多い。そして子どもができると「○○ちゃんのお母さん」と呼ばれる。特に子どもの学校やおけいこ事などの集まりでは、常のそのような呼称が付く。三人はこれまで名前だけで呼ばれることはなかった。植物ガイドのボランティア活動を始めた香織さんは、「ガイドさん」と呼ばれたことを嬉しそうに話してくださった。それは香織さんにとって自分の活動を認めてもらったと感じることができた瞬間であったのだろう。

上野千鶴子[3]は「社会的同一性とは、私とは誰であるかと社会および他者が考えている私についての概念である」としている。他者に「ガイドさん」と呼ばれたことは、「ガイド」として社会的に認められたとみなすことができ、自分は「ガイドである」という新たな自己を獲得したことになる。「妻」「嫁」の役割を失い、「母親」の役割も薄くなってきた自分から、新たな役割を獲得したことは、自己の安定へとつながる。そしてその新しい呼称が自分の望んでいたものであればなおのこと生活に張り合いを持たせるであろう。由紀さんは職場では「先生」と呼ばれるようになった。そのことは由紀さんに新たな自分を感じさせている。そして自分のイメージする「先生」に近づこうと仕事や勉強に励んでいる。

彼女らは、自ら新たな世界に向けて歩きだし、それにより新たな人間関係、コミュニティーを構築していった。社会とのつながりを持ち新しい人間関係を広げたことは、新しい興味関心へともつながり、今後の人生における生きがいにもつながっている。

配偶者との死別による心身の問題に関して、男性の方が女性に比べて適応状態が悪く、その主な要因としてソーシャルサポートの不足が指摘されている。[4] 男性の場合、妻を失うと、妻を通してかかわっていた関係（たとえば妻の親族や地域社会など）を継続していくことができなくなり、生活活動自体が縮小され社会的にも孤立してしまうと言われている。特に仕事一筋に生きてきた男性は、職場の人間関係以外に関わりのあるコミュニティーがなく、妻を喪うとプライベートなコミュニティーまでも失ってしまい、さらなる孤独感に陥ることが報告されている。

3．上野千鶴子：脱アイデンティティ　6　勁草書房　2011

4．井出訓、千丈雅徳：配偶者を亡くした高齢男性の自殺　北海道医療大学看護福祉学紀要 No.8　35－40　2001

3　人生観の獲得

（1）人生観とは

日常生活の中で確かな人生観を持って生活している人はどれほどいるのだろうか。自分のことを振り返ってみてもこれといったものは特に持たずに生活していたように思う。友人との会話にも人生観に関するような話題が出てきたことはない。今回三人の語りからは、人生観というべき生き方の指針をしっかりと持っていらっしゃることがうかがえた。彼女たちから次のような言葉が幾度となくきかれた。

・一日一日を大切にする　・やるべきことを精一杯やる　・平凡な生活が幸せ
・現実を受け入れる　・前向きに楽しいことを考える
・誰かの役に立つことが幸せ　・無理をしないで生きる

「人生観」とは辞林によると「人間の生き方や生きる意味に関する考え。人生の価値・目的・態度などについての考え」とある。一般に人は、生活をしていく上でまず、何を生活の糧としていくのか、つまり衣食住という基本的な生活の基盤をどうするか、を考えるのではないだろ

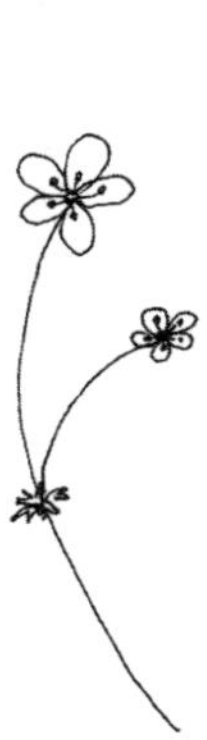

うか。そして、短期的・長期的な生活設計を立て、それらの資金はどうするかなど、現実的な職業選択や人生設計に関して、日々考えながら生活している。特に戦後の資本主義社会では、ある程度の収入を得ないことには家庭を維持していくことができない。結婚に踏み切るにも、家庭生活を成立させるための経済的基盤ができているかどうかを条件とする人が一般的であろう。

そんな社会にあって「人生をどのように生きるか」などおよそ生産的ではない哲学的な問いにあれこれ悩むのは、モラトリアム世代の若者ぐらいかもしれない。現代は、効率の良さ、生産性の高さが何よりも優先され、人々はより具体的な生活の方策を模索することを要求される。それが幸せな生活へ続く唯一の道であるかのように錯覚され、それ以外のことを考える心のゆとりさえないのかもしれない。

しかし逆に人は何らかのよりどころを求めてもいる。たとえば仕事に息詰まり先が見えなくなったとき、人間関係が思うようにいかなくなった時、自分や家族が病気になるなど思いもかけぬ困難に陥った時、その事態をどのように考え行動したらよいのかと悩む。自分のこれまでの経験からは対処法が得られないと不安に陥る。そして他者に相談したり何か頼りとするものを求めたりする。ハウツー本が売れたり、新興宗教にすがったり、救いを求める心を利用した詐欺にあったり、というのがこんなにも多いのはその表れであろう。つまり、何か困難な問題が生じたときや危機に遭遇したときにはじめて、自分の生きている意味を問い、お金やモノや地位ではない生きるためのよりどころの必要性に気づく。

（2）命の有限性に気づく体験

三人が人生観を持つに至ったのは、夫の闘病、死別が命の有限性に気づく体験であったからである。癌という病がもたらす特徴として、死を予期しての闘病期間がある。その間、妻は夫に帆走し、ひとりの人間の死にゆく姿を様々な思いで見つめ続ける。

死の隠蔽

戦後の日本は、死を忌むべきものとして日常生活から遠ざけてきた。死んだ人間を直接見る機会は親族の葬儀ぐらいであろう。ましてや今にも死にそうな人を間近にすることは通常は大人になってもほとんどない。日常生活の中で死に遭遇することはめったにないため、誕生―成長―老い―死という生物にとって自然の摂理を意識せずに生活している、高齢になっても現在の生活が同じように続くという幻想を抱いて生活している者もいる。死は不幸なこと、忌むべきことであると話題にすることさえはばかれる。自分に関係のない他者の死は饒舌に語る人でも自分や身内の死に関することには口をつぐむ。

そのように死を日常生活から遠ざけている社会にあって、一方では不治の病を扱ったテレビドラマが多く放映されている。その中のほとんどは死による別れの哀しみを扱ったものであり、視聴者が効率よく涙を流すように計算されて製作されている。そのようなものを見て、人は漠然と死は悲しい、死はかわいそう、死は不幸せというイメージを膨らませ涙を流す。けれど見終わった瞬間、その感情は消え日常生活に戻る。画面に映る死はバーチャルなものでしかなく、「かわいそうだったね」の一言で終わる。自分の生活とは関係がないから安心してみることができるのだ。死とは他人事であり自分とは遠いところにある。そして視聴者は、まるでそのドラマの世界が現実を反映しているかのように錯覚する。死別とはそういうものなんだ、とわかった気にさせられる。ドラマが見せようとしているのは、視聴者のより多くが漠然とイメージしているところの悲哀である。それ以外の見たくないものは巧妙に避けられ、「はかなさ」とか「純粋さ」「けなげさ」などその上澄みだけを掬い取ったイメージに仕立ててある。それは、実際に死別悲嘆を経験した者には、何とも言えない違和感となって映る。当事者にとって死へ向かう闘病は、日常の生活そのものである。痛みや無力感を伴い、時には退屈でさえある。次々に湧き起こる様々な負の感情や罪の意識とも戦わなくてはならない。それでも愛する者のそばに居続け守らなければならない。ドラマは決してそんなところには触れない。むしろ死を隠蔽し、死を日常から遠ざける。そこから大切なものや人生観などを得られるはずもない。

結婚生活の最終章

香織さんの夫は、前年までの健康診断では何の異常もなく心身共に健康に過ごしてきた。それがある日突然、末期の癌であることを告げられる。本人にとっても家族にとっても信じがたいことである。香織さんは、「まさに晴天の霹靂でした」と言う。

癌と診断されてから死に至るまで、短い人でも数週間から数か月の闘病期間がある。その間、夫婦は、死を間近に意識しながら生活することになる。これまで身内の死を経験した人であっても配偶者の死の前には、全く別の心理状態となる。

結婚生活が二十年三十年と続いてきた夫婦は、「お互いに空気のような存在」と形容されることが多い。それほどお互いの存在は自明のこととなっている。それが、一方が近い将来死を迎えることを宣告されたときから、空気などではなく、目で見て触れ合うことのできる実体として、まさにかけがえのない存在であることに気づく。そのかけがえのない存在を喪ってしまうことの哀しみや不安を抱えながら懸命に看病する。そして、これまでの何気ない毎日がどれほど大切なものであったかということに気づく。

本当に平凡などこにでもある普通の生活ができることが、どんなに幸せなことなのかと思いました。（香織さん）

最後の数か月間は、今までで一番夫婦の絆が深まった時間でした。（由紀さん）

癌の闘病記などを読むと、闘病生活は夫婦の絆がより深まった時間であった、と感じている遺族が多い。いつまでも続くと思っていた夫婦の日常がまもなく終わってしまう。その現実を抱えながら生活していくことは、夫と妻にこれまでにない緊張感をもたらす。もはやけんかやいさかいをしている時間はない。お互いに相手の望みを叶えてあげること、相手を思いやりふたりの結婚生活の最終章を紡ぐことに懸命になる。孝子さんは、当時の思いを次のように語られた。

あともう一年かそのぐらいかもしれないということを知った時に、夫の望むことをすべて叶えてあげようと思ったんです。病院の食事がダメで毎日メールが来るんです。あれをもってきてくれこれもってきてくれって。煮込みうどんが食べたいといえば作って持っていき、おこのみ焼きが食べたいといえば作って持っていき。ほんの一口ぐらいしか食べられないんですよ。それでも毎日作って持っていきました。それから家に帰ってきてからは、もう目がほとんど見えなくなっていましたが、欲しがっていた大きなテレビを買ってきて、イヤホンで好きな番組をみせてあげました。

由紀さんは、癌になってそれまでとは雰囲気の変わった夫のことを次のように語られた。

病気になってから変わりました。長男だから家を守れ、ということを子どもの頃から言われて育ってきた人なので、そういった責任から離れて解放されたのではないかと思います。子どもたちも主人が入院してから、お父さん明るくなった、と言ってました。他愛のない話題に返事をかえすようになり、楽しそうに話をするようになりました。癌になる前よりも夫婦の会話が増えました。今思うと、私ももっと気楽に話をすればよかったかな、と思います。普段、家のなかでいばっていた人で、無駄な話をすると説教したりする人だったから気楽に話ができなかったんです。それが、病気になってから私を頼りにしてくれるようになって。

病気になってから夫婦の関係もよくなりましたね。会話も増えて。そういう意味では、神様はうまくしたと思うんです。ある日突然亡くなってしまったら、私の中に残っている主人は今とは違ったものになっていたと思います。

癌の闘病は、死別へと向かう辛い時間であるが、お互いの愛を確認し深めることのできる時間でもあるようだ。人生を振り返り、本当に大切なものに気づくために遺された貴重な時間であるのかもしれない。

命の有限性

このように危機感を感じながらも親密さを増してゆく闘病生活である。香織さんと孝子さんの夫は最後の一カ月あまりを自宅療養した。由紀さんは病院に寝泊まりして看病した。この間、妻は、頼りになる夫として存在していたその肉体の滅びゆくプロセスを間近で看ることになる。自分の最も大切な人の命が消えようとしていることの現実を受け止め見届けるしかない。

日ごとにやせ細ってゆく身体。前日までできていたことができなくなる。眠っている時間が長くなる。呼吸が不規則になる。確実に死は迫っている。けれど、夫も妻も死の覚悟とは別に、最期まで望みを持ち続けお互いを支え合う。その場に悲壮感という言葉はふさわしくない。時にはユーモアや笑い声さえある。蝋燭の炎があとほんのひと吹きで消えてしまうようなその儚さの中で、夫は妻に愛を捧げ妻は夫に愛を捧ぐ。そしてついに最期の息と共に命の炎は消える。命の有限性をこれほどまでに深く感じる体験は他にないであろう。

夫ひとりの死を思うだけではない。目の前で命の終わりを目撃した妻は、自分自身の命もまた消えゆくものであり、それはいつ消えてもおかしくはないことを知る。配偶者の死は限りなく一人称の死に近いと言われる。通常一人称の死を体験することはありえない。けれど長年生活を共にしてきた夫婦であれば、一方の死に至る姿は自分自身の死に感じられるだろう。夫の死と共に私も死ぬ。この感覚は経験した者でしかうまくイメージできないかもしれない。それほど配偶者の死は他の二人称の死とは異なる感覚をもたらすものであると私自身感じられた。

（3）平凡な生活に幸せがある

命の有限性を実感した香織さんは、生きていること、平凡な生活ができるということは奇跡なのだと語られた。

先のことは保障ないですから。主人が亡くなって本当にそう思いましたね。こういう平凡な暮らしができることが奇跡なんだって。若い頃はね、ただの主婦で子ども育てるだけの人生なんて、もっと何か私にはあるんじゃないか、って思ってたこともあったんですよ。でもそうじゃないんだって。本当に平凡などこにでもある普通の生活ができるって、それが幸せなんだって。そうわかったんですね。今はね、本当に一日が無事に終われることが良かった、ってこれが十分なんだってそう思いますもの。それ以上は望みませんもの。

幸せな生活とは

広辞苑によると、生活とは「生存して活動すること」「世の中で暮らしていくこと。また、その手立て」とある。生活のありようは、時代と共に変化してきたが、現代の日本においては、利便性、快適性に優れた製品が生産、消費されるようになり、物質的な豊かさを享受できるようになってきた。けれど生活に対する満足度は物質的なものだけで成り立っているわけではない。生活に便利な家電製品が各家庭にほぼ充足した一九八〇年代頃から「物の豊かさ」よりも「心の豊かさ」を生活に求める割合が増加した。そしてクオリティーオブライフ（生活の質）という言葉が注目されるようになった。これは、生活を物質的な面から量的に捉えるのではなく、個人の生きがいや精神的な豊かさを重視して質的に把握しようとする考え方である。つまり生活とは「人がその人らしく生きていくために必要な生きがいや幸福感、満足感などを見出していくための身体的、精神的、社会経済的な活動」と捉えることができる。

ではその「生活」に「平凡な」という形容詞がつくとどうなるであろうか。広辞苑によると、平凡とは「特にすぐれたところがなく並なこと」「特にすぐれたところや変わったところがなくありふれていること」。イメージとしては、ごく一般的な住まいがあり、衣食住に過不足ない収入があり、家族がそこそこ健康に暮らしている様子であろうか。このような生活、暮らしができる現在を香織さんは、奇跡だと言う。つまり、これまであたりまえだと思っていた生活が、安定を保障されたものではないということ。このあたりまえの生活を維持していくことが最も大切なことだと気づいたのである。

人は平凡な生活の只中に居るときには、その幸せに気づかない。何も刺激がないことへの物足りなさから時に他人の生活をうらやんだりもする。朝、目覚めて家族の健やかな顔を見ること。和やかに食卓を囲むこと。そんな生活は確固たる土台の上に乗っているのではない。特に戦後、一般庶民のあたりまえの平凡な生活が続いていたのは、憲法に守られた平和国家である日本であったからこそであり、何者にも束縛されず、個人の人権が尊重されることで、各家庭の平和が守られてきた。しかしそれも時代と共に崩壊してしまうかもしれない。夫の死はそんなことにも気づくきっかけとなった。だからこそ、この平凡な生活を維持するために日々を大切に生きねばならない。


私の父は七十五歳で癌の末期を告げられるまで、五十年あまりほとんど毎日同じ生活をしていた。毎朝同じ時間に起きて仕事場に出かけ同じ時間に帰宅して夕食をとり眠る。それを淡々と繰り返していた。友人との交流はほとんどなく本を読むでもなく音楽をきくでもなく酒を飲むでもなく。唯一の趣味は釣りだった。土曜の夜に出かけ日曜の昼に帰り、釣ってきた魚をさばいて料理していた。大物が釣れた時は、私の習字道具を貸してくれといって魚拓をとっていた。雨の休日は釣り道具の手入れをしていた。そんな父だった。

私が小学生の頃、西暦〇年に地球は滅亡するという話が流行り、私は父に「もしあと数日で世界が終わるなら、お父さんは何をする?」と聞いたことがあった。父は「いつもと同じだよ。仕事いって食べて眠るだけ」と。私はその予想に反する答えが理解できなかった。

父は戦争を体験している。戦地での詳細はあまり多くは語らなかったが、部下を守りながら任務を遂行する。殺すか殺されるかの死と隣り合わせの過酷な数年間は、「眠るときも眠ってはいなかった」と言っていた。終戦後帰国して寺の大広間で三日三晩眠り続けたという。そんな体験をしてきた父にとって平凡な生活とは何よりも、危険におびえることなく家族も自分もぐっすり眠れる環境にある、ということだったのかもしれない。自分が守るべき家族が安心して生活していることが、父の幸せであったのかな、と思ったりもする。そのようなことを私たちはふだん忘れている。家に帰ってぐっすり眠るなんてあたりまえのことではないかと。でも世界に目を向ければ、日本が戦後どれほど平和であったのかがわかる。今日も戦火の中で夜も眠れずにいる子どもたちが大勢いる現実が日本にいては見えない。

(4) 現実を受け入れる

思いもかけないことが起こると大抵の人はすぐにはそれを受け入れることはできない。こんなはずはない、と理不尽な現実に反発する。それを受け入れてしまったら負けのような気さえする。けれど人生には、どうにもならないことが起こる。愛する者の死はそのひとつだ。失った人との生活を取り戻すことは決してできない。その現実を受け入れることは難しく時間がかかる。けれど、受け入れなくては前へは進めない。孝子さんは次のように語られた。

これ現実だからね。現実を見ていかなくっちゃっていうのはありましたね。現実を受け入れた上で楽しいこと考えようって前向きな考えに変わりましたね。ひとつづつぁんまり無理をしないように望みを叶えていこうってね。

ありのままに

彼の生まれた村には、あじさい寺と呼ばれる寺があり、毎年蛍祭りが行われる。その寺の和尚さんは書家でもあり、祭りの記念品として書が配られる。彼が死んだ年の夏には、「さっきでもない　これからでもない　而　今だ」と書かれてあった。いただいたその書を私は部屋の壁に貼り毎日声に出してその言葉を繰り返した。禅には、「いま、ここ」「あるがまま」という言葉がある。

人の悩みとは、過去を悔やんでのことか、未来を予測して不安に陥っているかのどちらかである。けれど、人が生きているのは、今、この瞬間、この場だけだ。それ以外にはない。今ここにある自分が置かれている環境で何をするのかしないのか、それがすべてである。ならばその今、自分をしっかりと見つめ、精一杯生きるしかない。現実は絶え間なく流れてゆく川の一瞬一瞬である。今がどんなに苦しくともどんなに哀しくとも、そこから逃れることはできない。しかし次の瞬間、その苦しみは形を変えているかもしれない。

医師にあと数週間と言われた時、私は彼にアドバイスを求めた。独りでどうやって生きてゆけばよいのかと。彼はひとこと「ありのままに」と言った。すべてを受け入れ、そして自分の思うままに自由に生きよということだと解釈している。

（5）無理をしない

無理をしない。これはある年齢以上にならないとなかなか実感としてわからない言葉なのかもしれない。若い人には、今までそんなに無理して頑張ってきたのですか、と誤解される。ある年代以上ならば説明せずとも感覚的に理解できるこの言葉の意味をどのように説明したらよいだろうか。

老いることの感じ方は、人により様々であるが、五十歳も過ぎると多くの人が、あちらこちらに衰えを感じるようになってくる。特に体力的な衰えは、四十代の頃と比べても顕著に実感される。そのことに焦りもし、または否定して自分はまだまだ頑張れるという人もいるだろう。最近はアンチエイジングという言葉が流行しているように、年齢を重ねてもいつまでも若々しくあることが美徳とされる傾向があり、身体の老化を遅らせるとうたわれるサプリメントや化粧品が多量に出回っている。そのどれもが無駄であるわけではないだろう。適度な運動やバランスのよい食事などに配慮することは、健康な生活を維持していくためには必要である。しかし生物としての宿命である老いる、という現象を止めることはできない。すべては死に向かって時を刻んでいるのだから。不必要に老いに抗うことはすべて徒労に終わり滑稽ですらある。

自分らしく生きる

香織さんと由紀さんは、死別後しばらくは、いつまでも滅入っていないで頑張らなくては、と気を張っていたという。けれど一年も経つとそんなに気を張っていなくても、人生はゆったりと流れていくことに気づいてきた。何かをしなくちゃならない、これはこうでなくちゃ、と焦る必要はなく、できないことはできないこととして、できることだけを行う。誰に何を言われようがそんなことはかまわない、という心境になってきたそうだ。それよりも、残りの人生を自分らしく生きていこう、自分にできることを精一杯やっていけばいいんだ、そんな心の持ちようが、無理をしない、という意味である。

私も死別後しばらくは、初めての独り暮らしによる不安から緊張状態にあった。けれど一年が過ぎ、二年が過ぎると、耐えられないほどの困難に出会うこともなく、そこそこ生きている自分に気づいた。私の人生における最大の危機はもう通り過ぎた。夫との死別以上に大きな問題は起こりようがないのだから。そのことが実感されると、これからも何とかなる。無理して頑張らなくても時は流れていくんだな、と思えるようになった。独りなら独りのように、老いたら老いたことを受け入れさえしたら、時は死に向かって静かに流れていく。何も不安になることはないのかもしれない。

(6) 誰かの役に立つこと

主婦にとって家事労働の目的とは何であろう。料理を作ったり家の中を居心地よく整えたり、家族が健康に、より快適な生活を送ることができるために働く。そこには、単に役割としての仕事というよりも家族への愛情が元になっている。だから家族が社会の中で活躍することが主婦にとっての悦びになる。家族の笑顔が家事労働の報酬だともいえる。しかしそれはあまりにもあたりまえすぎて、家族のために役だっている自分、など普段は意識していない。

そんなある日夫を喪う。途端に主婦は、今まで夫がいたから、家族がいたから、頑張っていたことに気づく。そして主婦である自分の目的や生きる意味を失ってしまう。夫と死別後に、香織さんや由紀さんが、自分を必要としている場を求めたのは当然のことであったのかもしれない。

ずっと主婦でしたからね。ボランティアなんてできるか不安だったんですよ。でもね、何か役に立つことやってみたいな、って思ったんです。始めたその日にね、褒められちゃったんですよ。それで嬉しくなっちゃってね。自信になりましたね。奉仕って相手からいただくものっていうのがあるんですね。ほんとに自信になりましたね。（香織さん）

主人がいる時から働いてみたいというのはあったんですね。何か役に立つことをしたいって。チャンスがなかったんですね。やる前は不安はありましたけれど、やってみたらとてもやりがいのある仕事でした。できるだけ続けたいと思っています。（由紀さん）

香織さんと由紀さんは、初めて家族以外の人たちとの関係において、自分が求められていることを知った。誰かに喜んでもらえたという事実は、自分という存在を肯定されたことであり、それは生きる喜びにつながってゆく。

ふと思いもかけないところで誰かにお礼を言われたり、喜ばれたりした後に、照れくささと共に何とも言えない幸福感で満たされたことはないだろうか。何気ない行動が、結果的に誰かの役に立っていた、ということを知った時の悦び。人の幸せはそんなところにあるのかもしれない。

神谷美恵子[5]は、生きがいを喪った人に対し、こう著している。「こういう思いにうちのめされている人に必要なのは単なる慰めや同情や説教ではない。もちろん金やモノだけでも役に立たない。ただ、自分の存在は誰かのために、何かのために必要なのだ、ということを強く感じさせるものを求めてあえいでいるのである」と。この著作は、神谷が精神科医として働いたハンセン病療養施設の入園者である「らい者」との交わりの中で書かれたものである。病ゆえに社会から隔絶することを強いられたらい者と愛する者を喪った者の心情を同じものとして扱うことはできない。がしかし、生きる意味を喪うほどの心理状況にある人にとって、自分のためだけに生きるということは難しいという心情は同じなのではないだろうか。

三人の語りから現れた人生観と言われるような言葉は、日本では昔から言われてきたものである。「一日一日を大切にする」「あるがままを受け入れる」などは仏教関連の言葉であることにも注目される。三人とも以前から自宅に仏壇があり、花や線香を供えて先祖に祈るということを習慣としていた。法事の席では仏僧の説話などで幾度となく耳にしてきた言葉なのではないだろうか。それらの言葉が、夫の死により、言葉の上での理解だけではなく、現実生活の中で必要な観念であることが自然と彼女らの内に入り込んできたのではないかと思われる。そし

5. 神谷美恵子：生きがいについて　180–182　みすず書房　2006

てこれらの人生観を彼女たちは、日々の暮らしの中に取り入れて生きる道術としていた。

（7）今ここに生きる

学生の頃、岸田秀[6]の著作に出会った。岸田の精神分析には、この世はすべて幻想であり、私たちは共同幻想の中を生きている、そんな世界の見方があることを教えられた。この世の現象を別の面からとらえれば、すべては脳内の神経ニューロンの発火にすぎないともいえる。しかし、だから空しいわけではない。何をしてもよいということにはならない。ここに生きていることは現実であり、この世界で自分の生を全うすべく生き延びなければならない。その日、その時、自分の目の前にあることをあるがままに受け入れ、自分なりに精一杯生きる、毎日毎日がその繰り返しであり、その積み重ねが自分のライフストーリーになってゆく。

彼はよく言っていた。すべては変わってゆく。この世で確実なことは、誰もが死に向かって歩いているということだけだ。それまでをどう生きるか、そしてどう死ぬかを考えなければいけない、と。しかし当時の私にとって、自らの死はあまりにも遠い未来のことであり、それらの言葉は宙に浮いたままだった。それが、彼を喪い人生の窮地に立たせられたとき、生きた言葉として私の現実生活に入り込んできた。〝人は皆、今、ここにしか生きられない〟死別後、私は再び、自分が生かされている意味を探し求めた。

6．岸田秀：ものぐさ精神分析　青土社　1980

4　ポジティブな影響とは何か

長い人生の中には、時として不運としか言いようのない出来事に遭遇することがある。中でも配偶者との死別は、他に比較することのできない不幸な出来事としてネガティブな思いに囚われる。しかし、客観的に事実だけを見れば、そこには「夫の死」という現象があるのみで、「死別」が「不幸」に直結しているわけではない。どのような意味が発生するかということは、個々に異なる。つまり、「死別」という現象それ自体には幸も不幸もない。どうとらえるかは、その人自身のその時々の考え方や人生への向き合い方が決める。

そうは言っても、それは死別から数年経過した今だから言えることであり、死別当初は、私自身ネガティブな思いに囚われていた。どんなに頑張っても誰がどのように助けてくれようとも私の人生に今後、楽しみや生きる意味が見つかるとは到底思えなかった。それが時が経つにつれ、何とか独りでも生きていることに気づく。そして故人が導いてくれている、見守ってくれている、と感じるようになってきた。そうすると生きていることに感謝をし楽しんで生きなくては、と思い始める。

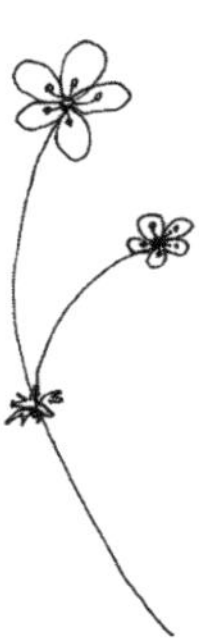

そこまで辿り着くのは平坦な道のりではなくかなりの時間がかかり、人によってとても差がある。そして一端たどりついたと思っても、思わぬ時に逆戻りしてまた悲嘆に落ち込むこともある。そんな行きつ戻りつはもしかしたら生涯続くのかもしれない。私はその一番苦しい時期

が通り過ぎたな、と思えたのは、死別から一年半後であった。三年過ぎる頃には、独りの人生を続けていくことができるかもしれない、と感じている自分がいた。

時間という面からとらえれば、多くの研究が報告しているように、死別二年で落ち着き、その後、新たな人生に向かう、というのはおおよそのラインではないかと思う。だから研究に協力してくださった三名の方々のように、死別三年以上を経ている遺族からは、何らかのポジティブな語りを聴くことができるであろう。しかしそれは、このように生きることも可能ですよ、ということにすぎない。死別がもたらす影響は、一般的な原因→結果という因果的メカニズムで捉えることはできないのだ。

彼の死後一年頃に、ある人にこう言われた。「でもね、ご主人失くされて大変な思いをされたけれど、そこから得たことも何かあったでしょう?」。私はこの時、何とも言えず腹立たしくなった。たぶんこの人は私を励ますために言ったのだろうが、遺族にはとても受け入れられる言葉ではない。第三者が発してはいけない言葉がある。

人生には、いくつかの分岐点がある。否応なく自分の望まない道を歩かざるを得ないことがある。三名の方は、そのような理不尽と思える人生を受け入れ、そこから自力で新たな人生の意味を模索した。そういった姿勢が、死別からポジティブな影響を引き出したと言えるのではないだろうか。

第3章　死者の見守り

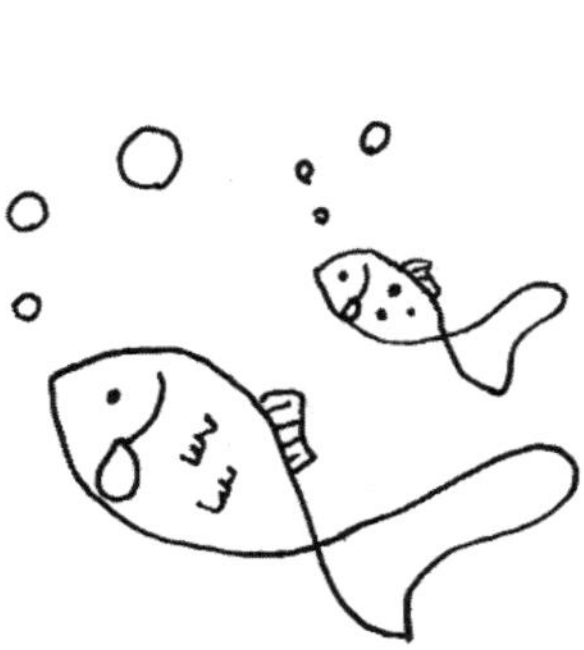

1　死者とのかかわり

(1) 死者を弔う

死者とかかわりを持っている、などと言うと、怪訝な顔をされるか、あるいは一時期のスピリチュアルブームの類の話と思われるかもしれない。けれど日本人の生活の中には、死者とのかかわりはごく普通に入り込んでいる。

死んだら無になる、魂や霊など存在しない、と考えていても、家に仏壇や先祖の位牌を置いている人は多いであろう。毎朝、線香や水をあげ、時には故人の好きだった食べ物を供える。それをしないと何か落ち着かない気分になるのはなぜなのか。葬儀や年回忌などに正しい服喪儀礼を行わないとダメだ、というのは、世間体を気にしてだけのことではないであろう。

死者を弔う、という行為をしない社会集団は存在しないという。それは、儀礼を行わないと実際に死者が蘇って近親者に祟るとか呪う、ということではない。そうしないと悪いことが起こる、という社会的合意があるからだ。つまり、誤った弔い方をすると、死者が災厄をなすことは自明のことであるかのように私たちはふるまっている。[1]ふるまっているだけであるのだが、その古くからある社会集団心理から外れることは難しい。たとえばそれまで霊など信じていなかった人であっても、何か禍が起こると、あの時きちんと死者を弔わなかったからだ、と悔や

1．内田樹、釈撤宗：現代霊性論 9–14 講談社 2010

み恐れたりする。多くの人は、正しく弔えば死者の魂は安らかになる、と信じ死者をむしろ生きていたときよりも丁寧に扱う。死後何年を経ても供養し、死者を追悼する。

このように、遺族のふるまいにより、死者のリアクションが変わるということ、それを信じているということは、死者との間にコミュニケーションが成立しているということになる。少なくとも遺族は、死者と何等かのかかわりを持たらざるを得ない。そして、この死者とのかかわりをどのように捉えているかということは、死別悲嘆に大きく影響する。

三人の語りの分析からは死別後の支援要因として「死者の見守り」が出てきた。死者が遺族の生活に好ましい影響を与えている、というのは、私自身の実感でもある。

（2）死者との絆

大切な人と死別するとその喪失体験に対する感情反応として「悲嘆（グリーフ）」が生じる。悲嘆とは単に悲しみだけではなく、怒り、罪悪感、自責の念、絶望、不安、無力感、孤独感などさまざまな感情が複雑にからまりあっている。その悲嘆を乗り越え、どう生きてゆくのかを考え実行してゆく作業をグリーフワークという[2]。そして遺族のグリーフワークを支援していくことをグリーフケアという。グリーフケアを行っている医療機関は日本には、まだまだ少ないが、緩和ケア病棟やホスピスなどを中心に行われている。

グリーフワークの過程においては、故人との絆を断ち切ることが必要であるという考え方が長年支持されてきた。これには、愛する対象に向けられていたエネルギーを、現実を直視する

2．井上洋士：遺族の喪失体験とグリーフワーク　死生学入門　160　放送大学教育振興会　2014

ことを通じて徐々にそこから引きはがしていき、そうすることで故人から自由になり、自らのエネルギーを他の対象に向けることができるようになる、というフロイトの理論が影響している[3]という。しかしその後の様々な悲嘆研究により、死者との継続する絆は、必ずしも克服されるべきものではなく、むしろ場合によっては、遺された者が死にゆくときまで維持されることがあり、それもまた死別のひとつのかたちではないか、という捉え方がなされるようになってきた。死者との絆と死別後の適応の因果関係は、このように放棄と継続、異なる説がある。そのどちらも実証はされていない。

澤井敦は、これは遺族をケアする他者が死別悲嘆にある者に、どのように接していくのかというふたつの考え方が提示されていることであるという。その背景には、近代社会において、三人称の次元で進行する社会的な死と二人称の次元で継続する社会的な生とのあいだに存在する乖離がある、としている[4]。この乖離をどのようなかたちで埋めるべきなのか、そして死別悲嘆にある者にどのように接していくのかということが、遺族をケアする者が考えてゆかなければならない問題である。

「死んでしまった人のことなど早く忘れてしまいなさい」「過去は忘れて早く新しい生活を始めなさい」などの言葉を投げられる遺族も多いであろう。失恋から立ち直るには、早く新しい恋を見つけた方がよい、というのと似たような調子で。第三者の考えるこのような励ましは、死別悲嘆にある遺族にとっては、必ずしもふさわしい対処法ではないのだ。

3. 澤井敦：死と死別の社会学　143－146　青弓社　2008

4. 3に同じ　147

（3）スピリチュアリティ

死者、霊、魂、という言葉から一般の人が連想するのは、スピリチュアリティという言葉ではないだろうか。人間の五感だけではとらえられぬモノや科学的に証明できない現象は、その信憑が人によって大きく異なる。そういったものすべてを総称してスピリチュアリティという言葉が使われたりする。一時期、スピリチュアルブームとしてもてはやされた前世とか心霊現象などの神秘的なもののことだと理解している人も多い。しかし、スピリチュアリティという言葉の使用範囲は広く、興味本位のものだけではない。学術的な研究対象となるものでもあり、特に終末期医療の現場を中心に研究が進められてきた。たとえば、高齢者医療分野において、高橋・井出は、スピリチュアリティは、年齢を重ねるにしたがって、より自分の人生経験に基づいた概念として形成される傾向があるとし、高齢者の健康を考える上でとても重要な概念[5]であるとしている。

一九九八年に、WHO（世界保健機関）では、「健康」の定義において「スピリチュアリティ」という言葉を使用するか否かという議論が行われた。人間の幸せとは、身体的精神的に健康であり、社会的に順調であるだけではなく、もっと何か魂の問題が含まれるのではないかというのである。WHOがこの言葉を健康の定義に持ち出したことは、世界の宗教関係者に大きな衝撃[6]を与えたという。このようにスピリチュアリティは、人間の健康や幸せを考える上で大切な要素であり、今後学問として探求されてゆく分野なのである。

5. 高橋正実、井出訓：スピリチュアリティの意味　若・中・高齢者の3世代比較による霊性・精神性についての分析　老年社会科学 26（3）296–307　2004

6. 1章の5に同じ　4–46

死者とのかかわりを考えるときに、スピリチュアリティという言葉は欠かせない。そこでこの言葉をどのような意味で使うかを明らかにしておこうと思う。スピリチュアリティという言葉は一般には、「精神性」「霊性」と訳されることが多いが、明確な定義はその分野によって異なる。

窪寺俊之は次のように定義している。[7]「スピリチュアリティとは、人生の危機に直面して生きる拠り所が揺れ動き、あるいは見失われてしまった時、その危機状況で生きる力や希望を見つけ出そうとして、自分の外の大きなものに新たな拠り所を求める機能のことであり、また、危機の中で失われた生きる意味や目的を自己の内面に新たに見つけ出そうとする機能のことである。」この定義をもとに山崎章朗は[8]「スピリチュアリティとは人生の危機的状況の中でも、自分の外の大きなものとの出会いや、自らの内省を深めることによって、過去から現在に至る他者との関係を、吟味・見直し、その危機的状況における自己を肯定しようとする機能のことである」と定義している。

このふたつの定義を死者とのかかわりに当てはめてみると、「人生の危機的状況」＝「愛する者との死別」、「自分の外の大きなもの」＝「死者の魂、霊。あるいは自然など人智の及ばぬもの」、「他者との関係」＝「通常の言語を伴わない死者との何らかのかかわり」、「生きる意味や目的を自己の内面に新たに見つけ出そうとする機能」＝「ポジティブな心性への模索、死別後の人生を生きる方策」と捉えることができるのではないだろうか。つまり、スピリチュアリティがうまく機能すれば、死別悲嘆から何らかの肯定的な自分の人生を見出すことができるのかもしれない。

7．窪寺俊之：スピリチュアリティ学説　8　三輪書店　2004

8．山崎章朗：よくわかるスピリチュアルペインとそのケア　死の臨床37（1）49–50　2014
在宅診療専門診療所ケアタウン小平クリニック院長。

2　死者を理解する

妻にとって生前の夫は、どのような人間として理解されているだろうか。三人のインタビューでは、「働くことが好きな人であり、仕事熱心であった」ということがまず語られ、インタビューが進むにつれ、「頼りになる人」「かけがえのない人」「人生を生き抜いた人」ということが語られた。

(1) 社会的評価

葬儀などの挨拶で、喪主は故人をどのように語るだろうか。故人が男性であると、まずは経歴、会社での役職、どのような活動をし業績を上げたか、などを語ることが多いのではないだろうか。これは、社会人として何を成したか成さなかったのか、という社会的評価がその男性の価値に大きくかかわるという世間の価値観の表れであろう。次には、家長として家族に対する責任を果たしてきたかということ。その責任の意味は主に、家族があるレベル以上の生活を維持できる経済的役割を果たしていたか、という評価である。これらは、妻にとっての夫というよりも、一家を支える存在としての客観的側面であると言える。故人に対する認識がこのように社会的役割に関するものだけであると、壮年期の死は志半ばであり、成すべきことを達成することができず、どれほど心残りであっただろうかという悲想感を強くする。弔問に訪れた人々から「まだまだこれからであったのに」「未完の仕事がありどれほど無念であったか」などの言葉はよく発せられる。しかし人の人生とは、それだけで幸か不幸かが決まるわけではない。社会的活動はその人間の一面にしかすぎない。華々しい業績を上げたと評価される者が皆、人生に満足して死んでゆくのかといえばそんなことはないだろう。客観的評価が何より大切と感じるのは死者ではない。

実際にはほとんどの人が、ごくあたりまえの生活を送り死んでゆく。それがたとえどれほど平凡な人生であったとしても、遺族にとって故人は特別な存在である。特別な死別である。故人のプライベートな人生は他者には見えないところで営まれ、妻や家族に大きな幸をもたらしている。

葬儀という場での挨拶は型通りのことが多く、妻自身の内面が語られることは少ないが、私がこれまで参列した中でとても印象に残っている喪主の挨拶がある。五十代後半の方であった。彼女はこう言われた。「私も子どもたちもお父さんが大好きでした」このような言葉を葬儀というべいわば公の場できくのは一種新鮮であった。世間の価値観にとらわれることなく、夫への愛を素直に表現することのできる家族関係であったのだな、と好ましく思った。同時に、夫への愛と哀しみの大きさを思った。

（2）新たな理解

インタビューでは、「ご主人はあなたにとってどのような存在でしたか」と問いかけた。由紀さんは、夫がどのような思いで生活していたかということを知り、新たな理解が生まれたことを語られた。それは、自分自身の夫への思いにも気づくことになった。

主人が亡くなってから、家をひとりで支えていくことは大変だということや将来を見越してやっていくことは大変なことがわかったんです。それで主人の大変さが理解できましたね。主人を頼りにしていたんだな、家族を守っていてくれてたんだな、ということが感じられるようになりました。家の中のことや子育てには直接的にかかわることはほとんどありませんでしたけど、今思うと家を守るということが主人にとっては大きなことだったんだな、と思います。

孝子さんのご主人は出張が多かったこともあり家庭内のことにはほとんどかかわらなかった。しかし休日は、孝子さんの要望に応えて家の外回りの修繕などをよくしてくれたという。頼りにしていたことを死別後に感じるようになったと語る。癌になってからも倒れるまで仕事をした立派な人であったと理解されていた。

仕事好きな人でしたから、仕事中心でもっと家に居てもらいたいな、と思うこともありました。でも家の修繕などは何でもやってくれましたので業者に頼むこともなく。もうだいぶ慣れてきましたけれど、（主人が）いれば、ああ、ここの修理もしてもらえるのにな、とよく思いますね。本当に頼りになりましたね。娘もよく言うんだけれど、お父さん病気になってからも仕事してたね、って。仕事があったから本人救われたんじゃないかな、と思いますね。たぶん生きたかったんですよ。だから愚痴もこぼさなければ遺言もないし、誰にも言わなかった。そういう生き方もあるんだな、ってことを知りましたね。

このような夫への理解は、年月と共に変わってゆく。香織さんは夫への理解がはっきりと変化したエピソードを語ってくれた。

死というのは悲しいことでマイナスのことだとずっと思っていたんですね。主人は五十代で死んでしまってね。人生半ばで本当に残念で主人も無念だったにちがいないって、思ってたんです。それがね、二年ぐらいして偶然ラジオから流れてきた歌をきいてね、そうなんだ、って思ったんです。お父さんはね、自分の命を生き抜いたんですよ。その生き抜いた命を寿ぐ、っていうか、頑張ったね、って。そういう見方があるということがわかったんですよね。だからね、お父さんは人生を頑張ったんだって。頑張って生き抜いた人生でした。本当に。

この時から香織さんは、夫が何を成したのか、成し得なかったのか、という客観的視点で理解するのではなく、どのように生きたか、という夫の生き方そのものを理解するようになった。無念の死ではなく、自分の人生を生き抜いた人へと変化した。自分の夫を「人生を生き抜いた立派な人」と言葉にし認めることは、妻にとって誇らしく、それは悲嘆感情の軽減へと結びついてゆく。

（3）マイナス感情を語る

一般に喪った大切な人のイメージは、良い面が強調され、そうでない面は表面化されない傾向があると言われる。小此木啓吾[9]は、「失った対象は、ときによると、直接感覚的に接触できた当時よりも美化され理想化されたイメージになって生き続ける。なぜなら、失った対象への再生、永生への願望は、その対象の理想化と結びつくのが常だからである。生前の対象との関係は、どんな場合にも愛と憎しみの両面（アンビバレンス）を持つことが多いが、死んでしまうと不満や憎しみが消え、生前の良い記憶と良い対象だけが心に残るために実際にそうであった以上に、対象のイメージは美化される傾向がある」と著している。

確かに死別当初は、幸せだったエピソードや感情ばかりが次々と回想され、自分にとってどれほどかけがえのない人であったか、ということのみが強調される。弔問に訪れた人々からも故人の良い面をきかされ、故人のイメージは美化されることが多い。

しかし、今回三名からは、そういった良い面だけではなく、マイナス感情やエピソードも語られた。これは、死別から三年以上の時が経過しており、より客観的に自分たち夫婦の生活を

9．1章5に同じ　61–66

振り返ることができるようになったからではないだろうか。

香織さんは、夫との関係が結婚当初は自分にとって好ましいものではなかったことを語られた。夫が母親を優先するために、夫婦ふたりの家庭を築いてゆく、という感覚が持てずにいた。その頃の寂しさや不満というマイナス感情は、現在も記憶されていた。けれど、そこから夫がどのように本来の香織さんの夫になったのか、という過程は、香織さんのライフストーリーに欠くことのできないものであったためにより詳細に語られたのであろう。そしてまたそれを語り得たということは、結婚生活が総じて幸せなものであったからであり、香織さんが強調したかったのは、夫婦としての辛い時期や苦労を乗り越えてきたこと。そして良い関係で最期を迎えることができたという物語である。

由紀さんも夫に対するマイナス感情を語られた。由紀さんは、子どもたちの日常の出来事を夫にも共有してもらいたいと思っていたが、「それは妻の役割だ」と聴いてもらえなかったという。そのことに対して由紀さんは、不満や寂しさを感じていた。しかし、癌の末期を告げられ療養生活に入ると、夫は、由紀さんや子どもたちの話をおだやかに聴くようになり家族の団欒の時間が増えたという。夫婦お互い感謝の言葉を交わせる良い関係の中で最期を迎えることができたという思いがあればこそ、それ以前のマイナス感情を語ることができたのであろう。

もう家長として気を張る必要がなくなって、いろんなしがらみから解放されたんだと思います。あの期間があったから良かったと思います。そうでなかったら夫に対する感情は今とは違うものになっていたかもしれません。

夫婦として長年生活した中での様々なエピソードがもたらしたマイナス感情は、死別を境に消えるものではない。むしろ、死別当初の情緒的に混乱していた時期から数年を経ると、結婚生活を客観的に振り返ることができるようになり、反発しあっていた時期や夫に対して不満や納得いかない感情を抱いていた時期があったことも思い出すようになる。さらに時が経過すると、香織さんや由紀さんのように、そのようなマイナス感情も含めて、夫との結婚生活が総じて妻のライフストーリーの中でかけがえのない時間であったと、夫を愛していた自分自身も懐かしく感じられるようになる。現在、そのような穏やかな心持で振り返ることができるからこそ、インタビューで語ることができたのであろう。

しかし、夫と死別した誰もがこのように語れるようになるとは言えない。少なくとも二つの条件があるのではないだろうか。ひとつには、妻としての役割を十分に果たしてきた、という自負があること。私には、彼女たちは本当によく夫に尽くし良き妻良き嫁であったことが感じられた。主婦としてその役割を怠ることなく、夫や家族に愛情を持って家庭を守ってきた。

もうひとつは、癌の闘病生活に悔いを残していないということである。夫も妻も家族皆が納得の上での最期であった。香織さんと孝子さんの夫は数か月の在宅療養で自宅での看取りであった。由紀さんは、最期の二週間を病院の駐車場の車内で寝泊まりして看病し悔いはないという。

家族全員に見守られながらお父さんは天国にいったんです。ほんとに良かったです。(香織さん)

本人の望むことをできるかぎり叶えてあげました。本人は良かったと思うし、私も悔いはないですね。(孝子さん)

誰しも自分の夫を語るときに、立派な人間だったと思われたい、という心理が働く。また、一般に、死んだ人間を悪くいうものではないという社会通念もある。三人が、夫に対するプラス面もマイナス面も語ることができたのは、彼女たちが今、精神的に安定した生活をしている、ということではないだろうか。

(4) 死者の物語

生活を共にしてゆく中で、夫婦はお互いをどれだけ理解しているだろう。そもそも自分が今、何を考えているのか、当人であるところの自分でさえ定かではないわけであるから、愛のある夫婦であっても理解は難しい。人は、目の前の相手が理解しがたい言動をとると不安になるものだ。何を考えているのかわからない人間とはとても一緒に生活できるものではない。だから相手を理解するように努める。そして、自分もなるべく相手にわからせるように努める。それがうまくいかずにお互いの理解に齟齬が生じると、とたんに不安になったり不機嫌になったりもする。その齟齬をなるべく小さくしていくことが、結婚生活を長続きさせる秘訣かもしれない。

生前、彼に対して抱いていたいくつかの小さな不満や不安。生きている時はそれがなぜだかわからなかった。彼に尋ねても納得いく答えは得られなかった。そういったマイナス感情は彼が死んだからといって消えてはくれない。私にとって都合のよい思い出、感情だけが記憶されていればよいのだがそうはいかないように人間の脳はなっているらしい。死別当初は喪ったものの大きさに圧倒されマイナス感情など出てくる隙間はなかった。けれど混乱した状態から抜け出すと、三十年分もの様々なあれやこれやが、突然意識にのぼってきたりする。

とはいえ、彼に対する私の不満はささいなものである。雑誌の人生相談などで、夫と死別後に愛人や隠し子の存在を知り苦しむという話がよくあるが、すでに死んでしまったものに言い訳さえきくことができず、持っていき場のない怒りを抱えたまま遺された人生を生きなければならない。その苦しみはいかばかりかと思う。信頼がうらぎられると、悲嘆感情は複雑となり平静さを取り戻すには、大変なエネルギーを必要とすることが想像される。

やまだようこは[10]、大切な人の死を納得するためには、まず「死者の物語」ができること。そして「死者の物語と自分との関係づけができること」としている。「死者の物語」を語るために妻は、自分は夫をどのように理解しているのか、を振り返る。それは、どのような人間であっ

10. やまだようこ：人生を物語る　生成のライフストーリー　88–97　ミネルヴァ書房　2000

たと思いたいのか、ということでもある。それらが、大切な人を語るときの言葉となる。私も彼を語るとき、マイナス面をたくさん披露するが、そのマイナス面を語ることでプラスの面が引き立ち、総じて、私にとってかけがえのない人間であったと他者に思われたい、自分も思いたい。そうすることでしか愛する者の死を納得することができないのだ。そして当然のことながら、死者の物語は変わってゆく。死別直後、一年後、数年後それぞれの時に遺された者の生活が変わってゆくように。つまり、遺された私のその時々の心情を反映したものが死者となった彼の物語となるのである。供養とは、死者を理解し語り続ける道のりなのではないだろうか。

3 死者の見守り

(1) いないけれどいる

二人称の死、ことに配偶者の死は、それ以外の者の死とは異なる感情を抱かせる。たとえば、死=無であると考えていた人であっても、魂の存在を信じるようになったり、そばで見守ってくれているように感じたりする。香織さんもそのひとりだ。

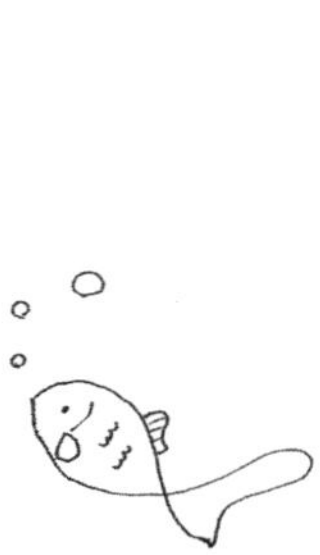

主人もおばあちゃんも亡くなれば無になる、と以前から言っていたので、私も何となくそ

う思っていましたけど、とんでもありませんね。亡くなっても無にはなりません。魂は絶対に生き続けていると私は信じています。生きている時は、主人は仕事に行って、私は家の中にいるっていうね、そばにいなければ居ないでしょ。それが亡くなってからは、いつも一緒にいるっていうか、ほんとに身近にいるっていうかね。そういういつも一緒にいるって感じですね。そう思えることが幸せだと思いますよ。一緒にいると思うと自分が落ち着いていられるって、そういう感じですね。

通常、人が話しかける相手は、姿が見えたり声が聞こえたりする範囲内に存在している。同じ時空間に、相手の身体が物理的に存在していれば対話が可能だが、そうでなければコミュニケーションのとりようがない。そしてお互いに何をしていてもわからない。死ぬとその当たり前の関係が変化する。夫の身体は無くなったのだから姿は「見えない」し「居ない」。けれど、そのいないはずの夫をあたかもそこに居るかのように感じることができるようになる。だから、話しかけたいときには、いつでもどこでも話しかけることができる。死者となった夫をいつでも自分のそばに引き寄せることができるのだ。逆に言えば、どこにいても夫に「見られている」とも言える。これが、「共にいる」という感覚ではないだろうか。

仏教では四十九日に法要を営むが、その日まで死者は遺族の身近にいる、という説を信じている人も多い。由紀さんは次のように語られた。

四十九日まではとても身近に感じられて、そばに居るような感じがしました。だんだん薄れてきましたが、今も見守ってくれているような気がしますね。亡くなったという実感と、たまたま今は出張していて後で帰ってくるような感じとが全く同じようにあります。今でもふと帰ってくるように感じることがありますね。

長く生活を共にしていた相手がいなくなると、その不在に対する違和感は長く残る。由紀さんは、夫の死は現実のことであると認識しているが、三年以上の時を経てもなお、夫がふと帰ってくるのではないか、という感覚が消えることはないと言う。存在（いること）が当たり前であった夫が、死を境に不在（いないこと）が当然になるということ。それをうまく自分の中に納めることは難しい。死を認識していながらも居るような気がする。〝いないけれどいる〟という言葉が最も近い。これは私にとっても初めての感覚であった。

「共にいる」というのは、本当に単なる感覚にすぎないのであろうか。いると思いたい遺族の願いからくる幻にすぎないのだろうか。若松英輔[11]は、「悲しみは、死者が寄り添う合図である。時に、私たちは自分自身よりも身近に死者を感じることさえあるだろう。私たちはその臨在を感じ、よろこびに涙し、触れ得ないこと、抱きしめられないことに悲しみを覚える」と著している。もしかしたら生きている者が死者を思うとき、同時に、死者も遺してきた生者のそば近くで思慕の情を送っているのかもしれない。

死者の贈り物

死者と「共にいる」という感覚は、次第に「見守られている」という感覚へとつながり、心

11. 若松英輔：魂にふれる　大震災と生きている死者、トランスビュー　113　2012

のよりどころともなる。香織さんは、夫の見守りを確かなものとして感じていた。

主人に見守られている、っていう感じは十分にします。主人はいないけれど、でもいつもいるんですよね。私たちをいつも見守ってくれているんです。

家族に何か佳きことが生じた時に、香織さんは、それを死者と関連づけ「やはり夫が見守ってくれているんだ」という証拠としている。また、その感覚を家族で共有することにより、夫の見守りは、より確かなものとなってゆく。

人事異動の一覧表にね、主人がもし元気ならば「退職」っていう欄に載るべきその同じ紙に、新採用で娘の名前が載ったんですよ。娘がその年度に採用されたってことはね、やはりお父さんが後押ししてくれたのかなって。娘もいつも言っていますけれど、お父さんに支えてもらってるんじゃないかって。お父さんが見守っているんじゃないかって。

このように佳きことを偶然と解釈するのではなく、夫は死んでからも自分たち家族の幸せのために働きかけてくれているのだ、という認識を家族で共有している。そうすることで、夫は未だ家族の一員として自分たちと共にある、という感覚を持ち続けている。

人生には時折思いがけない佳きことが起こる。めったにはないそういったことを以前は、偶然とかラッキーなどと思った。けれど死別後は、ああこれは彼の仕業だな、と思ってしまう。

また、そのようなことが以前よりも頻繁に起こるようになった。これは私に対する贈り物ではないか、と何事も結びつけて考えるようになった。若松[12]は「死んだ人は、遺してきた人を守るのが仕事になる」と言う。若松も妻を失くしている。たぶんそうとしか思えないことが感じられているのだろう。

12. 11に同じ　221

（2）愛着対象は消えない

前述したように、配偶者の死は、他の身内の死とは異なる感情を抱かせる。これはなぜなのか。ボウルビーの愛着理論によって説明を試みた。

ボウルビー[13]の愛着理論には次のような説がある。母親との関係を通して自己を形成した幼児は、愛着対象である母親と物理的に離れていても、何かあった時には、母親から助けてもらえる、という見込みや主観的確信を抱いていられるようになる。目の前に母親がいなくてもそのイメージを心のよりどころとすることができる。それは幼児期だけではなく、自立性を獲得した大人であっても、誰か特定の他者との間に親密な関係を築き、それを通して自分は安全であるという感覚を絶えず求めるのが人間の本質である、とされる。

13. ボウルビィJ著、二木武 監訳：母と子のアタッチメント－心の安全基地　33－37　医歯薬出版　1993

この理論を結婚した女性にあてはめてみると、一般的に妻にとって愛着対象は夫であろう。社会的にも夫婦は愛情で結ばれているという認識がある。心身共に安らぎの場であるとされる家庭の基本が夫婦という単位である。夫婦は互いに日常生活のこまごまとした個人的習慣、癖までを知り、お互いの健康状態や機嫌のよしあしをその表情や言動から推測できるほどに親密な関係である。外に向けての仮面を脱ぎ捨てて素の自分でいられる唯一の対象でもある。そんな気安さ、居心地の良さ、安心安寧の場である対象を喪うということは、相手への依存（これを愛と呼べるかもしれない）が強ければ強いほど喪失感は大きいであろう。

人は愛情や依存の対象を喪うとまず情緒的危機に襲われる。失った対象を悼む気持ちよりも、対象を喪った自分自身の心細さや不安、頼りなさ、孤独である。孝子さんは、その状態を次のように語られた。

主人が亡くなった時、置いていかれた、って思いましたね。二年ぐらいは、置いていかれた、っていうのがすごくありました。

生涯を二人で過ごしていくはずであった夫が、突然自分の前から姿を消してしまった。まさに途方にくれている状態である。浜田寿美男[14]は、「人は本来、他者と共にある存在である、と考えねば理解できない現象が人間の現象の中にはたくさんある」と言う。そして「人はそれぞれの身体を持ち、その身体のゆえに他者と隔てられた「個体」であるという側面を持つと同時に、逆にその身体そのものにおいて他者と通じ合う、という側面を合わせ持っている。人間の身体には、人をそれぞれに分けへだてる「個体性」と人どうしを互いに結び合わせる「協働性」とが二重にからまりあっている」と論じている。

このように、人は、生存のためには愛着対象と「共にある」感覚を必要とするものであり、その対象が目の前にいなくてもその内在化した愛着対象のイメージを心のよりどころとするこ

14．浜田寿美男：発達心理学　再考のための序説　22−60　ミネルヴァ書房　1995　発達心理学者、法心理学者、1947～　本書は、季刊「発達」に掲載された「発達心理学セミナー」を中心に編成されたもの

とができる。発達心理学ではこうしたイメージや確信を愛着に関する「内的作業モデル」と呼び、生涯発達過程における重要な概念としている。

このような能力を持つ人間であるからこそ、目の前に存在しない人間、さらには、現実に存在しない人間に対しても「共にある」という感覚を持つことができるのではないだろうか。愛着とは、心理的な概念であるため、死によってその感覚が完全に消えるとは考えにくい。たとえ姿を見ることができなくても、夫に対する愛着は継続される。ここに、遺された妻にスピリチュアルな感覚をもたらす要因のひとつがあると考えられる。また、生前に、家族の生活を経済的にも精神的にも支えてくれていたという思いが強ければ、死後も守ってくれるだろう、守ってくれるに違いない、という思いは生じやすいと考えられる。

親密な生活の記憶

香織さん、由紀さんからは「ふと気配を感じることがある」「すぐそばにいるように感じることがある」というような〝共にいる〟〝見守られている〟よりも、さらに自分の身に近いところに夫を感じていることが語られた。このような感覚は、長年生活を共にしてきた中での身体接触の経験が影響しているのではないだろうか。

愛着理論では、幼児は母親と絶えず身体的に触れるかかわりを持つことで、身の安全や安心感を持ち情緒的絆が形成されるとしている。身体の接触で安心感や信頼感を得る感覚は大人でも同様であろう。特に女性は、たとえば、足場の悪いところで手を引いてもらったり、不安定な態勢になったときに身体を支えてもらったりすると、その相手に対する親近感や信頼感は増すのではないだろうか。

一般に、妻にとって夫は恒常的に身体的接触を交わす唯一の相手である。夫婦は日常生活の中でさまざまなコミュニケーションを行い、そこから愛情や信頼感といった情緒的な絆を深くしてゆく。そのコミュニケーション手段のひとつとして身体に触れる、という行為は愛情形成に大切な役割を持っている。さらに性的一体感は、五感だけではなくイメージ等のスピリチュアルな感覚も伴うものである。そのような精神的身体的霊的一体感を持つ相手を現実に失った場合、相手の存在すべてが消失したと認識することは難しい。たとえ身体は見えずとも、手を伸ばせば触れ得るかのような感覚は残り、スピリチュアルな存在として感じられることのほうが自然ではないだろうか。

愛着対象を喪った悲嘆の心理の本質とは、すでにその対象と再会することができない現実が成立してしまっているのに、対象に対する思慕の情が依然として続き、満たされぬものとして鮮明な形で自覚されるものである。[15] しかし時としてその永遠に満たされるはずのない想いが、現実世界の中で体現されたかのように自覚されることがある。茨木のり子[16]は、詩という表現形態の中で、妻であった女性にしか感じ得ない夫との触れ合いをみごとに表現している。これは、言葉を専門に扱う詩人であるからこそ、自身の内部感覚を言葉に置き換えることができたのであろう。彼女の他にも配偶者と死別した遺族の手記には、夢とも幻覚とも判断のつきかねる現象が生じたことが綴られているものが多くみられる。それらは夫婦の絆は死によって分断されることなく、〝共にある〟ことを示しているのではないだろうか。

15. 1章5に同じ
16. 茨木のり子：歳月　花神社　2012
1926～2006　同人誌「櫂」を創刊し戦後詩を牽引した詩人。一九七五年に夫と死別しその後独り暮らし。「歳月」は夫への想いを綴った詩集。生前に発表はしなかった。没後、甥が四〇篇の作品を発見し出版された。

リアリティの残像

メルロ・ポンティ[17]は、「患者に触れると同時に触れられるものになるという身体のもつ「両義性」が「自己の内面的身体と外面的身体を融合させる」とし、「触れる」行為が患者と看護師の関係を人間的意図に満ちたものに変える」としている。身体の接触は、相手の存在を確認すると同時に、自分の存在をも確認することになる。

普段、私たちは、自分がこの世に本当に存在しているかどうかなど考えもしないで生活している。けれどたとえば、外界から遮断された真っ暗な部屋に長期間閉じ込められたら、精神は錯乱し、自分が生きているのかさえ分からなくなってしまう。普通に生活していたらそのような環境に遭遇することはまずないが、その〝普通の生活〟とは、自分の周りに他者がいる生活のことである。つまり人は、かかわりをもってくれる人がいて初めて、自分が今ここに、存在していることを確認できる。

西村ユミ[18]は、看護師がケアする患者の身体に触れた経験は、その患者の死後に「手の感覚」として鮮明に浮き上がってくるという看護師の語りを記述している。そして「触れ合う」ことは、同じ場、同じ時間を共に生きることによってのみ可能となる共時的な経験である、とする。つまり、自分が今、ここに存在しているという実感を持てるのは相手に触れる、ことによってである。

妻にとっては夫が、その自己の存在を確認させてくれるもっとも身近な存在である。触れ合うことにより存在を確認し合うそのリアリティは、たとえ触れることのできる実体としての夫

17．メルロ・ポンティ著、竹内芳郎、小木貞孝 訳：知覚の現象学1 160–171 みすず書房 1991

18．西村ユミ：語りかける身体 看護ケアの現象学 ゆみる出版 2012

を喪っても触覚の記憶として残る。リアリティの残像ともいえるこのような感覚が「すぐそばにいるような感じ」をもたらすのではないだろうか。

秘密の共有

長年生活を共にしてきた夫婦は、様々な事柄を語り合い共有し合っている。その中には、同居の家族でさえも知り得ないコトがいくつかあるはずだ。そのような二人だけのコトを共有していたということは、夫婦にいわば共犯者のような一体感をもたらしていただろう。夫が死に、妻はそれらのコトを自分の内に封印しなければならない。永遠に誰にも知らされることのない秘密となる。妻は亡き夫と語らうときにだけ、その秘密についての会話を続ける。死者とのコミュニケーションは、その死者としか共有できないコトがあればなおのこと、死によって途切れることはないであろう。

香織さんは、死別後、まだ世間が眠りから覚めぬ早朝に犬の散歩をしていた。嗚咽しながら静まり返った薄靄の街を独り歩いていたという。その小一時間の間、香織さんは家の中では見せぬ自分でいたのではないだろうか。家族の前で泣き続けていては心配をかける、という気遣いもあったであろうが、それよりも「母親」ではなく、妻として女性として愛されていた自分になれる唯一の時空間であったのかもしれない。半年が過ぎる頃には、涙しながら散歩することはなくなったと語る。けれど亡き夫との密やかな会話はその後も続いているのだろう。香織さんにとって「共にいる」とは、そういう意味を持つ言葉でもあるようだ。

同居家族がなくふたりだけで長年暮らしてきた夫婦は、そうでない夫婦よりもさらに共依存関係が強いのではないかと推測される。日常生活そのものを、夫以外の誰とも共有していないからだ。

ロバート・マーフィー[19]は、アマゾンの奥地の部族の調査のために、夫婦だけで一年間未開の地で過ごした体験を記している。文明世界を離れ、言葉も通じない異文化の中で暮らすと、夫婦は物質的、感情的な支えを求めて互いに依存し合い、その相互依存の度合いは、ふつうの人に想像できないくらいに高いものになるという。それは会話をすることによってふたりの間だけで成り立つ意味の世界を創りだすことになるからだ。

私たち夫婦は同居家族はおらず、他者との親密な交流をほとんど行わなかったので、ロバートの体験に似たふたりの間だけで成り立つ意味の世界にいたように感じる。私はその小さな世界を共有する唯一の相手を失くし非常に困惑した。他の誰とも共有できない言葉の持っていき場のない苛立ちを感じることがたびたびある。

19. ロバート・F・マーフィー著、辻信一 訳：ボディ・サイレント 344–350 平凡社 2006

4　死者と共に生きる

（1）死者の声を聴く

困ったことがあると、主人だったらどうするんだろう、って考えたり、主人だったらどういう答えを出してくれるかな、って思いますね。（香織さん）

もし、主人がいたらこう言うだろうな、こうするだろうな、とよく考えます。娘の結婚の時にも、もしお父さんなら、（結婚式は）こんなやり方じゃダメだってしかられるよね、と主人の意見も考えながら娘と相談して決めました。（由紀さん）

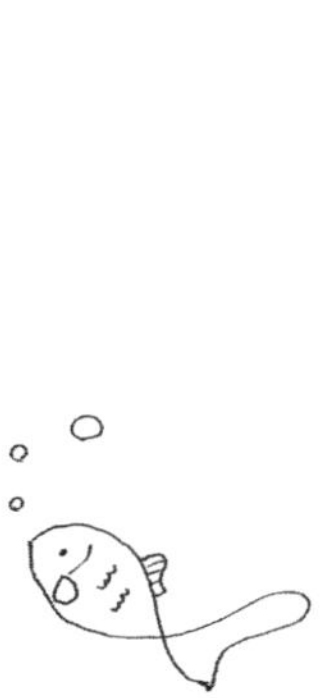

香織さんと由紀さんは、日常生活の中で何か判断や選択をしなければならないときに、夫だったらどうするか、ということをよく考えると言う。そしてその習慣は子どもたちも共有している。家族が集まって、何かの問題に対して、方向性を決めたりするときは、亡き夫の考えを考慮するということがごく自然なこととして行われていた。

このように、「もし、夫だったら……だろう」「夫はきっと……と考えるだろう」など、死者

20. やまだようこ：喪失の語り　生成のライフストーリー　61–65　新曜社　2007　心理学者　京都大学名誉教授　専門は生涯発達心理学、ナラティブ心理学など

が未だ存在しているかのようにして語ることは、遺族によくみられる現象である。これをやまだようこは[20]、「仮定法の語り」と呼んでいる。仮定法の役割のひとつは、死者を過去に忘れるのではなく、現在に生き返らせ、死者と共に生きることを可能にする、というものである。死んだ夫を居ないものとして扱うのではなく、「もしここに居たら……」と仮定することにより、居るものとして扱う。そうすることで、家族の中に現在も夫は存在し、夫としての役割を果たすことさえ可能である。

香織さんや由紀さんの家族は、食卓を囲む時、父親の席を空席としていない。姿なき父親が、あたかも存在するかのように、家族はそこで父親の意見に耳を傾ける。親密なコミュニケーションをとってきた家族であるならば、今この時、父親がなんと言うか、どのような判断をするかが容易に推測できるであろう。父親の考え、遣う言葉、表情までがありありと現れ、頼りになる父親の声をきくことで家族にとって大事な問題の解決をすることができる。

それは、単に忘れないように父親を思い出すのとは異なる。意識的に父親の存在を仮定するのでもない。意識せずともふと気づくと家族の語り合いの場に父親は存在している。父親をまじえた決定に安心し満足する。香織さんや由紀さんの家族はそのようなスピリチュアルなイマジネーションを共有していた。

（2）死者の思いを継ぐ

遺族が、故人の遺り残した仕事や活動を引き継ぐという話はよく聞かれる。家業や社会的活

動といった表立ったものではなくとも、故人の意思や願いを叶えていきたい。あるいは、故人の生き方を継承したい、という思いを持つ遺族は少なくない。

主人がね、おまえは孫の成長が見られていいな、って言ったんですよ。その時私は何も言えませんでしたけどね、……主人が見たいと言った孫、主人が見たかったであろう孫にすくすくと伸びていってもらいたいんですよ。そのために私にできることはお手伝いしていきたい。その手助けをするということが遺された私の使命っていうか……。

香織さんは、夫の願いをかなえたい、という思いが人生の大きな目標となっている、と語られた。孫の成長を手助けしてゆくというのは、夫の願いを叶えることでもあり、また自分の楽しみでもあるという二重の悦びとなって香織さんを支えている。

夫から引き継いだ代々の土地や家を子どもたちに負担にならない形できちんと渡していかなければ、と思っています。

由紀さんは、これが夫から自分に託されたことであると考え、そのために少しずつ準備を進めているという。そのことが由紀さんに社会とのかかわりを広げ、これからの人生を生きるためのたくましさをもたらす要因ともなっている。

（3）生きる規矩として

香織さんと由紀さんには、夫が今も自分の行いを見ていてくれているものと感じられている。

主人と天国で会った時にね「ああ、よくやったね」って褒められるようになりたいなって思っているんです。だから、もっと強くなりたいと思うし。（香織さん）

何かちょっと失敗したりすると、きっと夫にこう言われるな、とか、ちゃんとしてないと「何やってるんだ」と言われるな、とか考えます。そういうのは何年経ってもありますね。だからその夫に恥じないような生活をしていきたいんです。（由紀さん）

内田樹[21]は、実父の死において「死んだ父はもう「存在しない」けれども父の語ったこと、語ろうとしたこと、あるいは父がついに語らなかったことについて私は死んだ後になってからも、むしろ死んだ後になって何度も考えた。そしてそのようにして「解釈された父親」が、私のさまざまなことがらについての判断の規矩として活発に機能していることにある日気がついた。存在しないものが、存在するとは別の仕方で生きているものに「触れる」というのは、こういうことかとそのとき腑に落ちた」と著している。

21. 内田樹：エマニュエル・レヴィナスによる鎮魂について、内田樹の研究室 http://blog.tatsuru.com/2011/01/12_1030.php

内田が「規矩」という言葉をつかったように、香織さんも由紀さんも夫に誉められる生き方、恥じない生き方をしていきたい、とやはり生きていく上での規範として夫の意思なるものを感じている。私も同様である。彼が死んでからのほうが、彼について考えることが多くなった。彼がどういう人間であったのかもっとよく知りたくて、彼の読んでいた本を読み、彼が聴いていた音楽を聴く。彼がラインを引いた箇所にくると、ここで何を思ったのか、何を自分自身に取り入れたのか、を考える。するとふと、いつかの彼の言動が思い出され、ああ、だからあの時あのように言ったのか、ということが判明する。それは三十年も昔の彼の一言だったりするからおもしろいものだ。そうやってひとつわかるとまた新たに彼の一面を発見した気持ちになり嬉しくなる。彼が私に願っていることが伝わってきて、私は迷うことなく様々な事柄に対応していくことができる。死別後、ごくまっとうに生きてこられたのは、常に彼の視線を意識していたからである。そして香織さんや由紀さんと同様に、「よく頑張っているね」という彼の声を聴きたいのかもしれない。

「死者と共に生きる」というのは、過去を毎日振り返り思い出の中に埋没するのではない。自分の視点と彼の視点と二人分を使って人生を生きるということだ。なぜなら、彼の世界を理解するということは、私自身の世界が広がっていくことに繋がるからだ。

このような感覚こそが、「死者の見守り」ではないだろうか。人は自分の行動を見ていてくれる人がいるということ、頑張った自分を肯定してくれる人の存在があるということはとても励みになる。「見守り」とは架空のものではない。遺族にとっては、他者が考えるよりずっと現実的なものである。常に死者の暖かな視線を感じ守ってくれていると感じられるのである。

このようなスピリチュアルな能力は、本当に大切な人と死別した者だけに与えられる特別な贈り物なのかもしれない。

研究について　～体験者としての視点から～

一章から三章までは、修士論文（二〇一三年度放送大学大学院文化科学研究科学位論文）が基になっている。研究では、三名の方に半構成的面接を行い、そこで得られた語りを質的帰納的に分析した。研究を行うにあたり配慮したことをここに記述する。

1　二人称の視点と三人称の視点

研究を始める前から遺族を対象とした文献を読んでいた。それらには私の内的体験とは異なる結果を示しているものも多かった。さらに何とも言えない違和感を感じたのは、私が体験者としての視点で文献を読んでいるからであることに気付いた。論文の執筆者は三人称の視点で対象者を観察し分析している。しかし私はそれらの文献を二人称の視点、つまり対象者の位置に置いて読んでいた。

科学的研究を行うには、主観をとりのぞき客観的視点で分析、考察することが求められる。私も自分の体験による主観を可能な限り排除し、客観的視点から対象者の語りを分析しようと試みた。しかしそこにはどうしても二人称的視点が入り込む。ゆえに、対象者の語りを解釈するときに、第三者にも自明のこととして文章化してしまうことがあった。そのような客観性に欠けた点は反省すべきことであるが、同時に、同じ体験者であるからこそ、対象者の語りのその深い心情を汲み取ることができる、という側面もあった。

インタビューの中では、「同じ経験をした人でないとわからない」という言葉が何度となく発せられた。このような思いは、死別に限らず様々な苦痛を伴う出来事に遭遇した者において表出される。それは確かにある一面事実であろう。私も私が体験した思いをどれほど第三者に詳細に説明しても「これではとても理解してもらえない」という落胆を幾度となく味わった。しかし同じ体験をした者どうしなら理解できるのか、というとそんなことはない。結局人は、自分の思いのすべてを誰かに理解してもらうことは不可能なのである。理解し合おうと努力し続けることしかできない。

研究においては、対象者の経験や思いを二人称で感じている私と三人称で観ている私とをどのように融合させ、どのような客観的な方法と言葉で第三者に伝えていくか、ということが課題であったように思う。個人的な経験ではあるが、伝えるべき大切なことを伝えていく。いつしかそれが普遍的な経験へとつながるかもしれない。学問の継承とはほんの小さな個人の経験が発端となっているのではないだろうか。そんなことを考えながら、インタビューデータと私との対話を記述していった。

2　対象者の設定に関して

配偶者の死別悲嘆の様相や悲嘆からの立ち直りは個人差が大きい。たとえば、癌などあらかじめ死期が予想されある期間の闘病生活を経たものと事故や災害による突然死、あるいは自死とはその様相が異なる。また死別前の夫婦の親密度や結婚年数、家族関係によっても思いは異なるであろう。そこで協力者の属性をできる限り限定した。

まず年齢は、四十歳代から五十歳代とした。癌の診断を受けある期間の闘病をしていたもの。闘病や看取りにほとんど悔いを残していないもの。これらの条件は、私が彼女らの語りを理解する時に、私自身の体験に近い方が、彼女らの語りの深い部分をより理解できるのではないかと考えたからである。

死別経過年数は三年以上とした。これにはいくつかの先行研究を検討して決めた。坂口ら[1]の研究は、配偶者喪失後の精神的医学的障害の高リスク者の割合は、死別後一年未満時点でおよそ八割、二年経過時点で半数が高リスク者と評定し、死別後一年という時点は、精神的問題の改善が認められる通過点のひとつとして捉えることができるものの二年以上に及ぶ可能性のある長期的な問題であると結論している。廣瀬ら[2]の研究では、死別後一年の心理状況は「無我夢中」「自責の念」「他人との交流の回避」。死別後二年では、「気持ちの整理」「自立への決意」。死別後三年では、「受容」「新たな生活への再興」という報告をしている。これらの研究と私自身の死別から現在までの心理的変遷を鑑み、死別後一年は精神的ショックが和らぐ時期、死別後二年は気持ちの整理がついてくる時期、死別後三年は新しい生活に踏み出す時期、と推測した。よって三年経過していれば、死別が現在の生活にどのような影響を与えているかを振り返り、ポジティブな面を見出すことのできる状況にあるのではないかと考えた。また、インタビューを受けるという行為は、死別状況や故人を思い起こす作業になるため、死別後三年未満

1．坂口幸弘、柏木哲夫、恒藤暁、他：配偶者喪失後の時間経過と精神的問題との関連、ターミナルケア 10 71–76 2000

2．廣瀬規代美、中西陽子、樽矢裕子、他：在宅で死を迎えたがん患者の遺族への看護援助・壮年期の夫を亡くした妻へのインタビューを通して考える 日看会論集：成人看護Ⅱ 34 194–196 2003

では、情緒的不安を引き起こす可能性が考えられた。この推測には、私自身の経験が大きく加味されている。研究を計画した時点で死別二年が経過していたが、ようやく新しいことを始めようという気力が出てきたというところであり、死別後の自分を客観的に振り返って語るにはまだ十分な時が経っていないと感じられた。

三名のうち二名は、私たち夫婦がお世話になった訪問緩和ケア診療所にご協力いただき、対象となるご遺族を紹介していただいた。その中で研究調査の説明を行い同意の得られた方である。もう一名は私の知人であり協力を申し出てくれた方である。今回ご協力を得られなかったご遺族の中には、辛い体験を思い出したくないという方、すでに新たな生活を始めているので過去を振り返りたくない、という方がいらっしゃった。これは三年以上経ても死別の経験を他者に容易に語る心理状態にはないことを示しているのではないだろうか。今回の調査は、質問紙によるアンケートではなく、インタビュー調査でありプライベートなお話を伺うことになる。他者にプライバシーを知られたくないという方も多いであろう。ご協力いただいた三名は、インタビューを了解していただいた時点で、辛い過去を回想しても現在の生活に揺るぎがない、ご自身の心理状況に影響がない方であると判断された。つまり現在の生活が総じて安定されていらっしゃる。そして研究の趣旨に賛同してくださったということは、ご自身で語るべき何かを持っていらして、それを私の研究を通して世に伝えることに、ご自分の役割を感じていらっしゃる方である、と解釈した。実際にインタビュー時は、積極的にご自身の体験や心情をことば豊かに語ってくださった。もちろん時には涙をにじませる場面もあったが、その涙は苦痛というよりも、未だ夫とのかかわりを持ち続けていることから滲む温かな涙であった。

3　データサンプルではないということ

研究論文の多くは、対象者のプライバシーを守るために個人名を記号で表記するが、私は仮名とした。これは、対象者を単なるデータのためのサンプルにはしたくなかったからである。私自身がもし対象者であったならば、対象者Aさん、Bさんという記号で処理され表記されることにとても不快感を持ったであろう。科学的分析を行うには、データを客観的に扱わなければならない。しかし、そのデータを提供してくださった対象者は実験ラット同様のサンプルではない。ひとりの人格をもった人間だ。私は私の研究に協力してくださった方がたに、論文の表記の上でもなんらかの敬意を払いたかった。そこで仮名とした。この仮名を付すにあたっては、対象者の年代の女性に一般的に使用されている名前とした。文字自体は漢字であろうがアルファベットであろうが記号には違いない。しかし一端名前として通用している文字を使用するとそれは単なる記号ではなくなる。日本人女性というイメージがたしかに在り、ある年代以上の日本人ならば、その名前をきいたときの印象というものが少なからずあるであろう。私は、私が持つ彼女たちの印象になるべく近く、それでいてマイナスの印象をもたれる可能性の少ない名前を付した。分析の段階ではAさん、Bさん、Cさんであったが、結果の記述の段階からこの仮名を使用した。すると記述しているうちに本名のように感じられひとりひとりのライフストーリーが浮かび上がってきた。このことは、対象者との対話を再現しているように感じられ、論文執筆を楽しいものにしてくれた。

『……この狭い意味での「病歴」のなかには主体はいないのである。たとえば現代でも病歴を記すとき「三染色体をもつ二十一歳の女性」などと書く。これで主体にふれたつもりでいたらそれは考えちがいで、こんな書き方ならねずみについても同じように書けるはず、人間として扱ったものとはいえない。人間を—悩み、苦しみ、たたかう人間をこそ中心に据えなければならないのであって、そのためにわれわれは、病歴を一段と掘り下げ、ひとりの患者の物語りにする必要がある。』　オリバー・サックス[3]

3．オリバー・サックス著　高見幸朗、金沢泰子　訳：妻を帽子とまちがえた男　晶文社　1992　1933～2015　英の脳神経学者。作家。担当した患者についての臨床経験をもとに執筆した作品。　ベストセラーとなった「レナードの朝」は1990年映画化された。

4　倫理的であるということ

研究調査を始めるにあたり倫理審査の承認を受ける必要がある。この申請書類には「個人への利益不利益」の項目がある。質的研究の多くはこの項目に、対象者には利益がなく、不利益を被る可能性もあることが記載されている。そのためその不利益を出来る限り生じさせないこととともに、生じた場合の十分な対策を設定することが求められている。しかし逆に言えば、倫理審査で承認されれば、たとえ不利益を被る可能性のある調査であっても行うことができる、ということになる。ここに私は疑問を感じた。

たとえば社会的弱者とされる障害や重い病気を抱える人を対象とする調査研究において、「何らかの不利益」をどのように誰が判断するのであろうか。身体的な不利益ならば専門家による客観的判断が可能であるかもしれない。しかし精神的な不利益において他者は判断することは不可能であり、被った不利益を回復させることは難しい。そしてナラティブなやりとりというものは、プラスマイナス含めかならず何らかの精神的変化を起こす。対話というものの性質上それは避けられない。これらのことから、たとえ倫理審査で承認されてもその研究が必ずしも倫理的な研究であるとはいえないことに気付いた。

私の研究においては、指導教官より特に侵襲性のある調査ではない、という判断をいただいており、対象者が不利益を被る可能性はごく少ないと予測されていた。倫理審査においても何の問題もなく承認を得ることができた。それでも調査へ向うことの不安は残った。

質的な調査においては、申請書に記した倫理的配慮を実行することはもちろんであるが、それ以上に、研究者が対象者に対して倫理的態度で接することができるかどうかによって、その研究が倫理的であるかないかが初めて判断されるのではないだろうか。そしてこのことは、インタビューにおける対象者と調査者の立場の不均衡性の問題に繋がっていることに気付いた。

『倫理委員会における審査システムが強固になればなるほど、そこでゴーサインが出たことが錦の御旗になって研究者が行うべき自己チェックがおろそかになってしまう危険性が指摘されている。倫理委員会という外部の目を無視することはできないが、それは研究者個人の責任を代行するものではない。中心となるのはあくまで、具体的なインタビューイーとの関係の現場

であるということを忘れるべきではない。』　能智正博[4]

5　インタビューにおける不均衡性

インタビューにおける不均衡性について、能智は、ミッシェル・フーコーの言葉を引用して次のように述べている。『研究という文脈において、インタビュアー＝研究者は「見る」側に自分を置けるという特権的な立場にある。フーコーの指摘を待つまでもなく、力は見るという行為と関係しており、とりわけ見ている側の姿や身体が見えない場合に、その力は絶大なものになる。』[5]

研究者はこのような不均衡性について常に意識的でなければならない。そして出来る限り力の不均衡を縮小する努力をしなければならない。今回の研究調査では私自身の内的葛藤としてこの問題をクリアすることが一番大きかったように思う。この問題をクリアするためには、対象者にとって私とのインタビューが否定的な経験として残らないことを目指さなければならない、と考えた。

計画の段階において、インタビューにおける配慮としては、ライフストーリーとしてのデータを得るという目的から、なるべく私の経験が対象者に影響をしないように、中立的な立場をとることにしていた。具体的には、対象者の語りに頷きで返すのみとし、同調等の主観的反応

4．能智正博：質的研究法　166−167　東京大学出版会　2011　1962年〜心理学者　東京大学教授　専門は臨床心理学、ナラティブ研究、質的研究など

5．4に同じ　160

は避ける予定であった。そして多少なりとも対象者の表情に不安や疑念が現れたなら、インタビューを中断しその不安を軽減する語りへ誘導する予定でいた。

そのような心持で望んだ第一回目のインタビューであるが、まもなくして対象者の同調を求める語りに対しては同調しないわけにはいかないことを感じた。対象者には事前に私が同じ配偶者喪失経験者であることを伝えてある。よって対象者は、同じ思いを共有しているはずだ、というところで話をしてくださっている。それに対して私が「そうですか」というような頷きのみであったなら、対象者の期待を裏切ることになる。単に中立的な頷きで返すのと「そうですよね、私もそうでした」と返答するのとでは私に対する印象はまるで異なるであろう。体験者なのに理解してもらえていない、という不信感につながるかもしれない。そうなるとインタビューという行為自体が、対象者に不愉快な感覚ひいては自分や自分の夫を軽んじられたという思いに繋がるのではないだろうか。それでは精神的な損害を被ることになり倫理的であるとはいえない。そこでインタビュー時は、私の経験が影響しない程度に、相手の言葉に同調し、私も同じ思いであることを伝えることにした。

インタビューを含め対話というものは、両者に何らかの影響を及ぼすものである。インタビューを終えた時に、両者にとってその時間が好ましいと感じられるものであること、少なくとも不快感を遺さないものであることを目指すことが重要であろう。つまりは、相手を尊重し誠実に対応すること。最終的にはこのコミュニケーションの原則に行きつくのだと気付いた。私はできるだけ和やかな雰囲気の中で時が流れることに配慮した。幸いなことに対象者の方がたにさほどの緊張感はみられず、私に対してとても好意的に対応してくださった。すべてのインタビューが終了したとき、対象者の方から、「インタビューで話をきいてもらって何か頭の中が整理されたみたいでとても良かった」「同じ体験者とお話しするのも初めてだったし楽しかった」と言う言葉をいただけた。このことで私は調査における様々な葛藤から解放された。インタビューの場が、お互いにプラスの方向に作用したことは思わぬ副産物であり、私としてはとても嬉しいことであった。

『質的研究は、研究対象に客観的なまなざしを向けることの難しさを意識しており、対象に研究活動が与える影響に敏感であろうとする。研究という働きかけを通じて対象者の生きる世界に好ましい変化をうみだすことを目指すことになる。』　能智正博[6]

6．4に同じ　50

グリーフワーク　～死を納得するために考えたこと～

1　グリーフワークについて

グリーフワークの研究では、長らく段階理論というものが支持されてきた。たとえばキュブラー・ロスの五段階のように、死別を受容するまでに段階的な心理過程をたどるというものだ。このような段階説は、複雑な心理過程を単純化し、明解であるだけに広く受け入れられてきた。けれど喪失体験者が顕著な心理的段階を踏むとか、特定の心理的状態を系列的に経過するという研究結果は得られていない。むしろこのような段階説があることで、悲嘆の心理過程を一定の型に当てはめてしまい、個々の悲嘆に丹念に寄り添う必要性を薄めてしまう危険性が指摘されている。グリーフの過程は、単純化された言葉では表せない複雑なものであり個人差がとても大きい。その人の考え方、困難に出会った時のこれまでの対処法、故人との関係性など様々な要素がまじりあって違いが生じる。[1]

ニーメヤー[2]は、段階論にあるような典型的なグリーフ反応は、グリーフの意味を理解するためのひとつの基盤として考えるにとどめるべきであり、また、グリーフは、生涯をかけて愛する人のいなくなった人生に適合してゆくことであるとしている。そして、グリーフワークは、時間の経過を待つだけの受動的なものではなく、能動的な行為だとしその過程には選択肢があるとする。一つは、哀しみに浸り痛みをとことん追求すること。もうひとつは、痛みは抑圧して外界への適応に専念すること。このふたつの行為を交互に行い回復に向かうという説は、そ

1．3章2に同じ　159−165

2．ロバート・A・ニーメヤー著　鈴木剛子　訳：大切なものを失ったあなたに　喪失をのりこえるガイド　126−128　春秋社　2011

3．2に同じ　128～147

の後の二重過程モデルの基本となり昨今では支持が広がっている。
私自身のことを振り返ってみれば、死別半年間は、頭の中で様々な事柄が混在していた。哀しみも怒りも孤独も絶望もごちゃまぜにカオス状態であった。フロイトの「喪の仕事」という言葉は知識としてはあったが、その頃はとてもそんなことに思いは至らなかった。半年が過ぎる頃、ようやく少しはまともに本が読める状態になり、死別に関する本を読み始めた。そこで通常の悲嘆プロセスや多くの事例を読むことで、自分の置かれている状況がある程度理解できた。どの説に当てはまるか、どの段階にいるのか、ということではないが、わけのわからない状態を説明する言葉を見つけたことで、このまま自然にしていればいいのだ、という安心感をもたらした。その後の状態を客観的にみれば、回想に浸り痛みに身を任せながらも死についての思索に耽る時と、目の前の現実に取り組み生活の機微に悦びを見出そうとする時をある程度意識的に選択しながら、行ったり来たりを繰り返しているように感じる。
悲嘆に向き合う中では、1章で述べたように死にまつわる様々な疑念が湧く。世の中には、「死んだらどうなるのか」「死後の世界はあるのか」の類の本は山ほど出版されている。宗教まがいの集まりやあやしげなグッズを売る商売などもある。それらに救われる人もいるのかもしれない。けれど、人は危機に陥った時、それまでの自分の考え方の枠組みから遠いものは腑に落ちない。私がそれらの本や新興宗教に傾倒しなかったのは、やはり彼との三十年に及ぶ対話から構築された考え方が、それら異質のものでは納得できなかったのであろう。[3]
死に関する疑念に答えを見つけること（死の意味づけ）は、グリーフワークを進めるためにとても重要であった。この作業に関して、構成主義の観点に基づく新しいグリーフ理論では、「意味の再構成」という言葉を使っている。これは、人間は生来どんな体験にも何らかの意味を探り出す存在であるという考え方による。愛する者との死別という現象が、それまでの自分の死生観や意味体系では説明できないと、新たな意味づけ（再構成）を行わなくてはならない。そのままだといつまでも混乱した状態は続き苦しみから抜け出すことはできない。そしてこの意味の再構成は、それまでの自分の人生の物語を成立させるにふさわしいものでなければならないのだ。私がどのように死を意味づけ、死別という理不尽な現象にどのように折り合いをつけたのか、つけようとしているのか振り返ってみた。

2　死の意味づけ

癌ができるとなぜ死ぬのか

癌細胞は人の正常な細胞が分裂をする時のＤＮＡのミスによりできるとされる。正常な細胞はある程度分裂をした後、死ぬようにプログラミングされている。しかし癌細胞はこの情報が伝達されず無限に増殖する細胞となってしまう。一端は大腸や肝臓の細胞となったはずなのに、ある時からその役割を外れて無目的に増え続ける。細胞分裂の回数が多ければ多いほどミスの確率は高くなるわけだから、高齢になれば癌の発生率が高くなるのは当然である。先進国で癌の死亡率が増えたのは、人間が高齢まで生きられるようになったからであり、以前は感染症などで癌になりやすい年齢になるまでに寿命が尽きていた。また、なぜ癌という病があるのか、というのを人類という種族全体として見た場合、古い個体がいつまでも生きているのではなく、世代交代をして人類という種として生き残るための自然な淘汰のため、という見方もあることを知った。だから高齢になってからの癌は、生物として自然の成り行きといえる。五十七歳という年齢は、個体としてはもう古いのかもしれない。つい一昔前まで人間の寿命は五十年と言われていた。人間以外のほとんどの動物は、生殖能力を失った時点で死に至る。けれど日本人の平均寿命が八十歳代ということを思えば、納得するのは難しかった。

　身体の死を納得するためには、まず生きているとは何であるのかを知ることが必要であった。以前読んだ福岡伸一[4]の「生命は動的平衡にある流れである」という言葉を思い出した。生命とは、要素が集合してできた構成物ではないという。身体は、皮膚や爪や毛髪などが絶えず古いものと置き換わり新しくなっているが、それは表層だけのことではなく、身体のあらゆる部位、臓器や組織はもちろん、骨や歯ですら分子レベルでは絶え間のない分解と合成が繰り返されている。人間の身体は一年後には、すべて入れ替わっているという。つまり、生きているということは、身体の中で合成と分解が絶え間なくグルグル回っているということであり、その流れを止めないために、食べ物を食べ続けなくてはならない。癌が大きくなりその影響で臓器が機能しなくなれば、食べ物を取り入れても分解されなくなる。そして代謝が行えなくなり流れが止まってしまう。臓器がその機能を維持し続けるための変化が行われなくなれば死に至る。癌細胞というエポトーシスを行わない細胞が出現してしまったために、すべての系の流れが狂ってしまい分子の変化が止まってしまう。そしてエントロピー最大となるところの生命の死。私

4. 福岡伸一：動的平衡　生命はなぜそこに宿るのか　木楽舎　2009　生物学者　1959年～　生命とは何か、を動的平衡論から問い直した著書多数

は、そんなふうに、癌による死を理解しようとした。

死んだ身体はどこへいくのか

「動的平衡」という考え方を知った時に、おもしろい感覚にとらわれたことを思いだす。私たちは、自分の身体が一個のものとして存在しているように感じているが、分子のレベルでは全く固定されていない。その場に分子の密度がつまっている「淀み」でしかない。たとえば、海に漂う魚は、海水という環境の中で高密度で淀んでいるだけだ。その海水と自分の身体の境界をはっきりと認識することはできない。それは地上にいる私も同じなのだ。真夏の太陽が照りつける中、かげろうのようにすべてがゆらめいて見える時がある。そんなふうに身体を構成している分子とその周りの環境との境界があいまいに見える時がある。かげろうのゆらめきの幅が大きくなり、その場の景色と同化してしまったなら、私はもう人の姿を留めずにかげぼうしのようにゆらめく。

ならば、死んだ身体は、その流れが淀みを成さずに、人の姿でいることから離れ、より自由に好きなところへ拡散したということなのか。彼の身体は火葬された。一部は白骨となって埋められ、一部は火葬場の煙突から窒素やリンや二酸化炭素となって空へと散らばっていった。それらは風に乗って飛んでゆき、近くの森に辿り着けば、そこの土に同化し、その土の栄養分を吸い上げた樹となる。その実を食べて動物の身体となる。彼であったものは、もしかしたらではなくて本当にこの地球上に今もいることになる。仏教では、命あるものは死後も何らかの存在に生まれ変わり、際限なく転生を繰り返すという輪廻転生の思想があり、神道においても、祖霊や死者、自然現象は神々とされ、それらは、森羅万象のすべてに神として宿るという八百万という世界観がある。これは、観念だけのことではなく科学的にも実証されることではないのか。

地球という惑星ができてから今まで原子の量は変わらないという。原子は地球上を巡る旅を続けている。今、私の身体の一部であるものは、いつかはたんぽぽのわたげになっているかもしれない。カモメの羽根の一部となって空を飛んでいるかもしれない。つまり身体を構成していたものは、この地球上から消えるということはありえないわけだ。必ずどこかに在るわけであり、それはもしかしたら、今、私がこうしてパソコンを打っている、窓から入ってくる風の中に、彼の一部であったものはいるかもしれない。だから、時折ふと、彼の気配を感じるのかもしれない。このイメージは私の痛みを癒し、心をほっと和ませた。

彼そのものはどこへいったのか

身体の死は、このように納得できた。では、彼の意識はどこへ行ったのか？　いないということはどのように考えたらよいのか。つまり、身体の死＝彼の消滅　とはどうしても思えなかった。池田晶子[5]は、「私とは何か」ということを問い続けた。一般に人は、「私とは何であるか？」の問に、「私は○○です」と名前を名乗る。この世に生まれた時、名はなくただの私であったものに、名が与えられ、それからずっと私とはその名のことだと思っている。けれど、死んで身体がなくなった時、残るのは名前ではない。池田は、その「私」というものに対して「魂」という言葉を当てはめた。「意識の非人称性と「私」の唯一性、しかし、この世界に明らかに

5．池田晶子：残酷人生論　195　毎日新聞社　2010　哲学者　1960～2007年　哲学するとはどういうことかを日常の言葉で著した書多数

存在する個性すなわち固有性を指示するための言葉として「魂」よりも的確な言葉を今のところ見出していない」。私が、「どこへ行ったのか」とずっと考えているのは、池田の言うところの魂のことだ。私の魂は未だこの身体に宿って彼の行方を捜している。彼の身体に宿り物事を考え私と心を通わせていた魂は今、どこにいるのか。池田は「池田は死んでも私は死なない」と言って四十六歳で死んだ。彼女は今、どこでどうしているのか？

魂はあるのか、ないのか、という二者択一的問題としてしまうと答えは永遠に出ないであろう。そのような考え方は、スピリチュアルなものをこれまでの「現実」と思ってきた枠組みと同じ次元で考えるところに間違いがあるのだ。死は異なる形態への移行なのだから。ご遺族と話をしていると、「そばにいるような気がする」「見守ってくれていると感じる」という言葉が必ず出てくる。これは三章で考察したように、「いないけれどいる」こと。私自身が、死別後の生活を振り返ってみても明らかだ。つまり人間の通常の五感ではコミュニケーションとれないから、いないようにみえるが、いないわけではない。もしかしたら、そのことをもどかしく思っているのは向こう側の彼も同じなのかもしれない。

このような考え方を何度も咀嚼し、新たな意味づけを自分の中に浸透させるのに五年という年月がかかった。今ではこれらは自明のこととなり、どこにいるのか？　ではなく、彼との新たなコミュニケーションの方法をいろいろと思案中である。

終章　死体

～死の瞬間から自然に帰るまで～

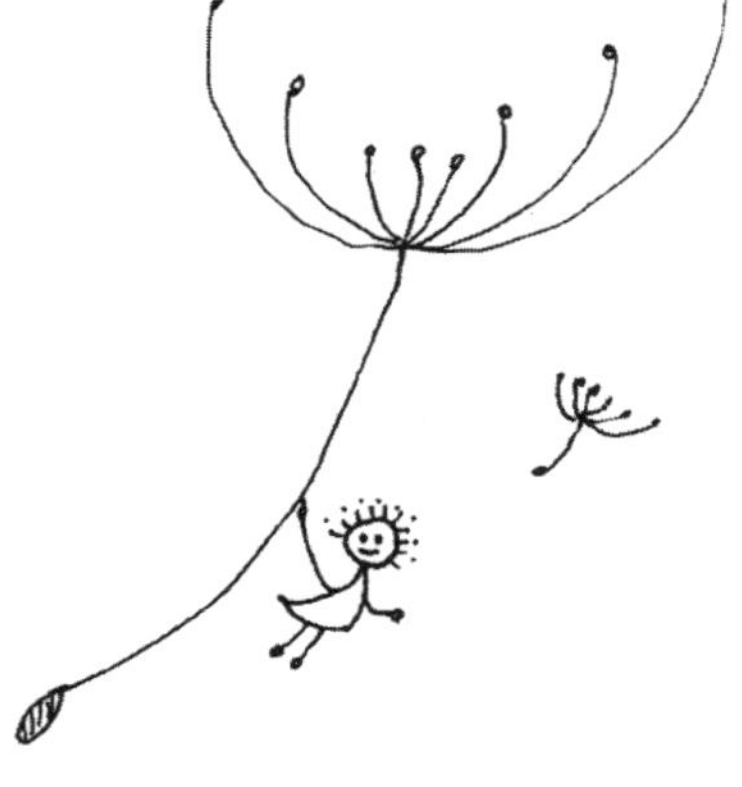

夕暮から静かな寝息の彼をずっと見つめていた。今朝がた薬の量を増やしてからは、本当に穏やかな顔をしている。このまま静かに終わるのだな、私の心は落ち着いていた。眠っている彼の爪を切り、もう何度も言った感謝の言葉を繰り返しながらそっと腕をさすった。

前日は不規則な呼吸をしており、三十秒、時には一分ほど呼気が表れない時間が続いた。覚醒と昏睡を頻繁に繰り返し、意識がもどるたびに私の存在を確認し、目が合うとほっと口元を緩めまた眠りに入っていった。

夜、部屋の空気は動かない。今ここに、この空間に、生きている生物二体。この世での最後の命を精一杯生き抜こうとしている彼とその手を握り見つめる私。

その時、ふと呼吸が乱れた。まもなく最後の息をす～っと吸った。十秒、二十秒、三十秒、一分……待っても呼気は現れなかった。

静寂の中に私の心臓の音だけが聴こえた。

終わったんだな　ただそう思った。

＊＊＊

終わった。私の目の前でひとりの人間がその生命活動を停止した。死ぬときにどんなに苦しいか心配する人がいるけれど、私もそして彼もそれが一番心配なことだったけれど、何ということもなく静かに呼吸が止まっただけだった。自然にすぅっと、本当にすぅっとあちら側に移っていった。そのことにとても安堵した。彼も、「なんだ、けっこう簡単なんだな」と思ったにちがいない。「死は異なる形態への移行点に過ぎない。」義父が死んだ時、彼はそう言った。死の瞬間は移行点にすぎない。肉体を離れ、こちらからあちらへ。

呼吸が止まってもあわてないでくださいね、看護師にそう言われていたこともあり、しばらくそのまま彼を眺めていた。手首の脈を探したり胸に耳を当ててみたりした。彼の身体はリズムを刻むことを終わらせていた。ついさっきまで息をしていたのに、今は息をしていない。さっきまで息をしていたから生きていたということなのだけれど、今は息をしていないから死んでいるということなのだということが、何だか不思議であった。こちらとあちらの境を越えることは簡単ではないけれど、簡単でもある。死にゆく人間とまだ死ぬ気配のない人間であったふたりが、この瞬間から死んだ人間と生きている人間になった。否ちがう。死んだ人間とこれから死にゆく人間だ。でも、まだ遠い存在になったとは感じられなかった。まだ死体ではなかった。

「おわったね」「うん」そんな感じだったから、悲しくもなく驚きもせず涙も出てはこなかった。いつもと同じ生活の延長線上で、静かに向こう側へ移行できたことが嬉しくもあった。本当にこの時、静かに逝けて良かった、と思うこと以外、何も心にはなかった。これから後に来る大きな悲嘆など考えもしなかった。この時はまだ、死が何をもたらすのかわかっていなかった。

私たちは三十年近くふたりだけで生活してきたから、最後もふたりの生活の中で自然の死を迎えたいと思っていた。残された時間がわずかと知った時からは、彼もなるべくふたりきりの時間を多くもちたいと望んでいた。ふたりだけの時にそっと死にたい。私もひとりで看取りたかった。そんな私たちの願いを在宅医療は可能にした。

自宅での看取りは一割にも満たないということは後になってから知った。ここ五十年くらいの間に、病院での死が当たり前になった。病気の人は病院へ入る。そして治れば退院、治らなければそこで死ぬ。いつの間にそれが日本人の普通の感覚になったのだろう。初めて緩和医療専門医に説明を受けたとき、病院でできて在宅でできないことは何もありませんと言われた。その言葉通り、医師は、腹水を抜く処置を看護師とふたりで一時間程で鮮やかに行った。その高い医療技術に信頼は確かとなった。その他にも私たちの疑問や不安にすべて丁寧に応じてくれた。在宅での療養に何の不安もなくなった。


さて、今夜はもう一仕事だよ、と彼に声をかけて、診療所に電話をし呼吸が止まったことを告げた。まもなく院長と看護師が来て死亡確認をし死亡診断書を書いてくれた。現代では一般に、死の定義は、心臓停止、自発呼吸停止、瞳孔拡大という三徴候の出現を医師が確認することで「死んだ」とされる。そういう意味でこの時、彼は死んだ。けれど見た目は、さっきまでと変わらず普通にそこに眠っていた。何の医療機器にも繋がれていなかったし、薄手のパジャマ姿だったから、死の緊迫感など全くなく死亡時刻を告げられても私にショックを与える理由は何もなかった。

看護師とふたりで彼の身体を拭いた。熱い湯を洗面器に入れ固く絞ったタオルで全身を丁寧に拭いていった。骨と皮だけになってしまった身体は、それでもついさっきまでは触れたとき、何らかの弾力があったけれど、もうどこを拭いてもだらんとしていた。全く抵抗がないと、どのくらいの強さで触れたらよいのかわからない。死んだ人間を拭くなんて初めてのことだから。

拭き終ると服を着せた。何日か前に、服を用意しておいてくださいと言われていた。私は特に迷うこともなく白い麻のシャツといつものベージュのチノパンを用意した。彼は堅苦しい服は好まなかったから、旅立ちにもこのカジュアルでシンプルなシャツがいいだろうと思った。彼もこのシャツは気に入っていたし。昼間、眠っている彼のそばでこのシャツにアイロンをかけ、これでいいよね、と了解してもらった。久しぶりに普通の服を着て、すっきりと見えた。

病院で死ぬとこの作業は看護師だけが行い、遺族は外で待つという場合が多いそうだ。あるいは葬儀社に頼んだりする。エンゼルケアという言葉は後で知った。この診療所のそれはなるべく自然なままを基本にしており、不必要な綿詰めなどはしなかった。看護師は側にあったクッションをあごの下にそっと置いた。

こんなふうに、死んでからのすべての身支度を看護師と共にできたということは私としてはとてもありがたかった。長年寝食を共にした彼の身体は私のものでもあるのだから、最後まで人任せになんてしたくはない。いわば彼の身体への最後のかかわりだ。この時、彼の身体はだらんとしていて何の抵抗もなく死体っぽかった。けれどやはり愛おしい彼の身体であり、無抵抗な彼に触れているというような不思議な感覚であった。

＊＊＊

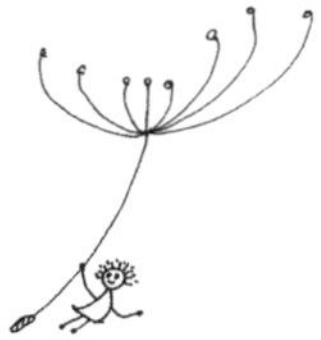

死体を初めて見たのは小学校低学年、友達のおばあさんが亡くなりお通夜に出かけた時だった。「ミカちゃんのおばあちゃんが亡くなったからお通夜にいきますよ」と母に言われてついていったが、お通夜がどんなものなのか亡くなるということも何かはよくわからなかった。暗くなってから友達の家に出かけるなど初めてのことで嬉しくさえあった。ミカちゃんの家の玄関前には提灯がともっていた。お線香の香りが漂っていた。広い部屋の真ん中に、棺があり、遊びにいくといつもにこにこと迎えてくれたおばあちゃんがずいぶんと小さくなってそこに納まっていた。死ぬと小さくなっちゃうんだ、そのことを不思議に思って死体を見ていた。お焼香の後は、飲み食いしている大人たちの隣の部屋で子どもたちだけでおむすびやお菓子を食べた。混ぜご飯で握ったおむすびがとてもおいしかったことを覚えている。

子どもの頃は、小さないろんな生き物を飼っていた。文鳥や十姉妹やセキセイインコや金魚やみどり亀や捕ってきたバッタやとかげや蝶やとんぼや蝉。それらはみんな必ず死んだ。死ぬと妹とふたりで庭に穴を掘って埋めた。そうするものだというのは誰におそわったのだろう？妹は生き物は何でも好きでかわいがっていたから、死ぬととても残念がって、すぐにまた母親に買ってとねだっていた。買ってきてしばらく餌をやってかわいがっているうちに死ぬ。死んだら土に埋める。その繰り返しだった。そこに感情はほとんど湧かなかった。もっと大きな生き物、たとえば犬とか猫だったら違ったのかもしれない。餌をやっていた猫たちは、知らぬまにどこかへいき、他の野良猫と入れ替わっていたから、猫の死体の始末はしていない。

死体をはっきりと目の前で見て触れたのは二十歳を過ぎてからだった。私の祖父だ。動脈硬化で三か月くらい入院している間に肺炎で死んだ。何度かお見舞いにいって、それとなくお別れはしていたから悲しくはなかった。高齢のおじいさんが死ぬことに何の不思議もなかった。祖父母にとって私は初孫であったし、六歳まで一緒に住んでいたからとてもかわいがられた。学生時代も居候し共に生活した祖父であった。その晩、自宅に死体が戻ってからは祖父の側に座り、明け方にきた朝刊を読んできかせた。毎朝二時間くらいかけて朝刊を読むのが祖父の日課だったから、いつもの朝と同じようにニュースを知らせたいと思った。その時、祖父は死んでいたけれど、まぎれもなく私をかわいがってくれた祖父でありモノではなかった。新聞を読み上げる私の声を祖父がそばで聴いているような気がした。

意識のある祖父との最後のお別れはよく覚えている。東京に冷たい雪の降った日だった。病院にお見舞いに行くと宙に手を動かしていた。祖母が「にぎってやって。鮎ちゃんだとわかるかもしれない」と言われて祖父の手を握った。かさかさの冷たい手だった。祖父はうっすら目を開け私を認めると、のどの奥からかすれた声で、でもはっきりと「芸術やりなさい」とひとこと言ってまた目を閉じた。祖父が言った芸術とは何であったのか。この頃、私は近所の子どもたちにピアノや歌を教えていたから、音楽を続けなさい、ということかな、とその時は思った。祖父自身は、若い頃から俳句や短歌をたしなみ演劇を好み、戦前戦中の南洋での体験を執筆していたりもしたから、祖父の言う「芸術」には何かもっと違う意味がこめられていたのかもしれない。それにしてもあの時、祖父は死期を悟り私に会うのは最後だとわかってあの言葉を遺してくれたのだ。それもすごいことだと思う。今でもこの言葉は私の耳にはっきりと残っていて、歌を創ったりするときにふと頭をよぎる。そしてこれは祖父の言う芸術だろうか、と考えたりする。死んでゆく人から最後にいただく言葉というのは、特別な力をもっている。

この年齢になると身内や知人の死はすでに何人も経験している。死に目に会えなかった、と悔やむ人がよくいるが、死ぬ瞬間にその場に居ることよりも、死ぬ前にその人との時間を大切にすることの方が大事ではないか、とずっと思っていた。今は病院で死ぬのが一般的でそれも延命処置をほどこされるから、大抵は心電図につながれ、意識がなくなってからも心臓は動き続け、そして心電図がぴーっと鳴るとご臨終になる。果たしてそれは死の瞬間なのだろうか。そのぴーっという音を聴くことが死に目に会える、ってことなのだろうか。

「死に目にあう」ことの大切さがよくわからなかった私は、だから、極力そうなる前に会いたい人には会いにいった。死にそうになったから会いに行くのではない。今、この人に会いに行かなくちゃ、という思いが浮かぶときがあり、そういう自分の思いに私は素直に行動してしまう。そして帰るとき、この人と会うのはこれで最後かもしれない、といつも思うのだ。もちろんそんなこと相手に言ったりはしないし、私に会った後、その人たちが死んだわけではない。けれど、相手も私も次まで生きている保障はどこにもない。後で心残りがないように、きちんとお別れの挨拶をする。それは遠くの人に会いに行ったときだけではなく、日常生活の中で、たとえば友人とおしゃべりした後にもだ。そういう習慣がついたのは、たぶん義母が七十歳であっけなく死んでしまってからだ。それまでは誰でも平均寿命まで生きると何となく思っていた。それ以来、人間はいつどこで死んでもおかしくないと考えるようになり、誰と会うときにでもこれが最後、という思いがかすめ、万が一そうなっても悔やまないように、自分なりに心の中できちんとさよならするのが習慣になった。

そうやってお別れをしていたからなのか、誰が死んでもあまり悲しいとは思わなかった。大好きな祖母のときも父のときも悲しくはなかったし涙は出なかった。人が死んで悲しい、という感情は湧いてこなかった。ただ、もう会えないんだな、残念だな、さみしいなと思った。これは私の性格も影響しているのかもしれない。幼い頃から少しぼんやりした子どもだった。喜怒哀楽をあまり表現しなかった。表現しないというよりも、嬉しいとか悲しいとか、そういった感情の発達が漠然としていたのかもしれない。たったひとつだけ、私が悲しいと感じたのは、日曜日に遊びに来てくれる祖母が帰る時だった。手を振って別れる時どうしても涙が出た。声を出して泣いたわけではない。ただ涙が流れた。祖母の姿が見えなくなるまで手を振った。ずっと後になってから、あの時祖母も涙を流していたことを知った。私の悲しみの記憶はそれだけだ。

私にとって人が死ぬことは当たり前のことであり、自然のことであるということはもうずいぶんと前から感じていた。だから、知人の死にショックを受けたとか突然のことで驚いたとかきくと、そのほうが不思議に思う。人は必ず死ぬ。生あるものは必ず滅する。このことだけが百パーセントの確率で起こる。だから、誰がどこで死んでもおかしくはない。死は特別なことでも意外なことでも恐ろしいことでもないのだから。そんなふうに人の死をこれまで感じてきた。けれど……けれど彼の死だけはそうではなかった。

＊＊＊

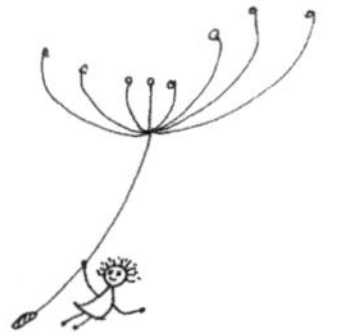

私が彼の身支度を整えているのを彼がすぐ側で見ているような気がしていた。葬儀は彼の意向で行わないことになっていたから、葬儀社にはドライアイスと花だけを持ってきてもらった。医師と看護師、それと駆けつけてくれた義妹夫婦たちが帰ったのは十二時を過ぎていた。ふたりだけになると、不思議なことに、それは死体ではなく彼になった。鼻が敏感で煙が苦手だった彼は、部屋中に充満している線香の煙に辟易して「線香はもういいよ」と言っているみたいだった。私は生きている時と同じように話しかけた。「誰にも知らせなくていいって言われたからほんとに知らせないよ」「葬儀もなしだから火葬だけ。簡単だね」「線香はけむいからもう消すね」「今夜はいろいろあって長かったね。疲れたからそろそろ寝ようか」そう言って私は、彼の隣に布団を敷き、線香と蝋燭を消しておやすみ、と言って眠った。この晩、結局悲しみは訪れず、涙も出なかった。これが私たちふたりの通夜であった。

昨今は通夜を死んだその晩とせずに、生きている者の都合で翌日、あるいは数日後に行うのが一般的になっている。しかし本来通夜というのは、魂が肉体から離れたその晩に、故人が寂しくないように夜通し側につくものだ。夜伽とも言われる。通夜の起源は、お釈迦様の入滅後、弟子たちが遺体を見守りながら、お互いにお釈迦様の生前の説法を聴き合うという故事による。

仏教の通夜は、故人の現世での最後の夜を共に過ごすためであるそうだ。それがいつのまにか参列者の利便性のために、数日後に行われそれも葬儀と同じ内容の式典が持たれ、その時間帯だけをもって通夜とすることが一般化した。こういった傾向に対し宗教界や学識者からは、通夜本来の意義が薄れている、葬儀が二度行われている、遺族の負担が増しグリーフワークの機能が低下している、というような問題点が指摘されているという。[1]

もちろんその晩の私は、そんなことを考えていたわけではない。最後の晩をふたりだけでいつもと同じように静かに過ごしたかっただけだ。そしてそれを彼も生前から望んでいたから。形式的なものを排除してきた人間だということを知っている義妹夫婦は、それを察して私たちの意のままにさせてくれた。

1. キリスト教会教義研究所　http：//acfi.jp/contents/lib/viewing.html

2. 3章3に同じ　126

そもそも生命学的な死とは、何時何分といった瞬間的に起こることではなくプロセスとしてある。終着点は、人体を構成するすべての組織が死滅し腐敗し崩壊することだが、そこに至るまでの過程は、瞬間ではなく、時間をかけて進行する。三徴候による「死」の診断の後にも、特定の臓器や骨などの組織は一定期間生き続けるし、髭や髪の毛、爪も伸びる。皮膚の細胞などは二、三日生きているという。肝臓や腎臓の死後の移植が可能なのは、それらの臓器が生きているからだ。つまり死は瞬間ではない。組織の崩壊に至るそのプロセスのどこで死とするか、それは、遺族がどこで死と認め納得するかにある。[2]

それは本当に大切な者の時には実感としてある。死にました、はい、もう死体です。と死亡確認された瞬間から、死体として扱い手際よくコトを進めるなんて気にはとてもなれない。誰もいない暗い霊安室に置いておいたりするのは私には考えられないことだ。もしかして耳は聞こえているかもしれないというのに。そうではないと誰がいいきれよう。魂は肉体を離れようとしているのか、離れたのかわからないが、とにかくまだ近くにいるのだから。

「生物学的な死」の他に「社会的な死」という概念もある。「社会的な死」とは、社会的存在の終焉という事態を指し示す言葉として、様々な社会学のフィールドで用いられているが、医療の場に限れば、「生物学的にはまだ生きている患者を、その実際の死に先立ってすでに死んだものとみなしたり、あるいは死んだものとして取り扱ったりするという事態」[3]を言う。たとえば、病状が絶望的な昏睡患者に対して、もし意識があったら差しさわりのあるようなことをその場で平気で話すなど、すでに患者がそこに存在しないかのように扱うことである。昨今は死んだ後、葬儀をスムーズに行い死体の処理をするために、死ぬ前に葬儀の段取りをつけたりするほうが一般的なのかもしれないが、これも社会的な死の範疇なのではないだろうか。これらとは逆に、生物学的死の診断の後でも社会的には生きているように扱うことがある。つまりプロセスのどこで死と認めるかは、その死者との関係性により異なるということだ。

3. 3章3に同じ 128–131

＊＊＊

客観的にみれば、私は死体に添い寝したということになる。でもその晩、私にとってそれは死体ではなかった。まだ彼だった。いつものふたりの夜と同じように安心して眠った。数日間、ほとんど眠っていなかったから久しぶりにぐっすりと朝まで眠った。

翌朝、目が覚めて昨日までと同じように、おはよう、と言ったが、あたりまえだが返事はなく、顔は冷たくなっていたし、ずいぶんと死体っぽくなっていた。変な感じだった。共に暮らして三十年近く、毎朝、お互いにおはようと言っていたのに。昨日まで私に「よく眠れた？」ときいてくれたのに。数日前、医師にもう話せる時間はわずかですと言われた時、「これからは、誰がおはようと言ってくれるの？」と彼にきいた。そしたら「俺が言うよ」と答えたのだった。だから私は、「約束したのに聴こえないじゃない」と死体っぽくなった彼に文句を言った。

火葬は翌日なので、その日はのんびりと何もせずに過ごした。昼間、義妹と従弟、叔父夫婦が私を心配して食べ物などを持って来てくれた。夜、遠方から妹が来てくれた。彼とふたりでいるときは死体っぽくても完全な死体ではないのに、誰か人がくるとやはり死体なのだった。つまり彼とふたりのときは、「あなた」と「私」の二人称であったが、妹が来ることにより、妹が「あなた」になって、死んだ彼は「彼」という三人称になった。そこで三人称の彼は、妹と私の間で「死んじゃったね」「うん、死んじゃった」と死んだ人として扱われることになった。そうなってくるともう生きている身体と死んでいる身体はやはり違う。妹という生身の肉体を持った人間が同じ空間に現れると、その息をしている二酸化炭素を排出している熱も放出している、そんな生身の人間と比べてしまったら、どうみても彼の身体はすべての活動を停止していて、それは明らかに死体なのだった。おまけにドライアイスでよく冷えてこちこちになっていた。ここまでくるともう生き返ることはないんだな、と確信できた。急に完全な死体ができあがった。そしてその死体となった身体に、もう魂はいない、と感じられたから、その晩は、添い寝したいとは思わなかった。

死体とはそもそも何であろう。「死体」というと客観的視点から得た名称である。呼吸が止まる前まで、私たちは、「夫であるところのあなた」と「妻であるところの私」つまり二人称の関係であった。それが「死体」という言葉をつかってしまうと「死体」と「私」の関係は三人称になってしまう。では、それまで二人称であった「あなた」はどこへいってしまったのだろう。死んだその晩は、「あなたとわたし」であったから、死んだ彼とふたりきりで眠っても怖いとも気持ち悪いとも感じなかった。第三者の死体であったならそんなことは到底無理である。

生体と死体の違いは何か。単に動かないのであれば、昏睡状態でも植物状態でも動かない。死体は、そのままにしておくと腐敗して損壊してしまうということだ。大島由美子の漫画に、部屋を冷蔵庫のように冷やして恋人の死体といつまでも暮らしているというストーリーがあったが、凍らせなければ腐ってしまう。そういえば、一昔前、恋人の死体を食べたというニュースがあったが、遺族でも死体を食べたら死体損壊罪になるらしい。昔の武士は、形見に髷を切り遺品としていたが、髪の毛ならば死体損壊にはならないのか。爪なら？　歯なら？　小指なら罪にならないのか？

念のために言っておくが、私はそういう嗜癖はないから死んだ彼を前にして食べようという気になったわけではない。

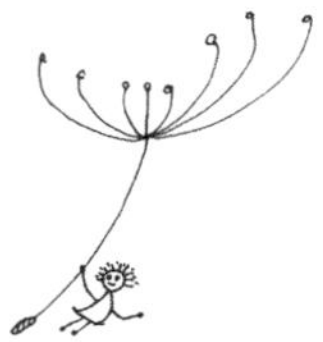

＊＊＊

二日目の朝はさらに死体っぽくなっていた。いや、それは火葬されるのを待っている完全に死体であった。だから腐らないようにちゃんと冷えているかな、と触ってみたりした。

　この日、久しぶりにカーテンを開け、窓を開けた。リビングには日の光と爽やかな風が入ってきた。それは、昨日までの非日常の世界が終わり、今日という新しい日が確かに始まったことを告げていた。日の光で見る彼は、もう抜け殻のようだった。私は妹とふたりでおしゃべりしながら朝ごはんを食べたりして、すっかり日常にもどったような気になっていた。そばに眠っている彼は何を言っても反応しないから、もし聞いていたらあきれるようなことも平気で妹と話していた。私はたぶん、火葬というイベントを控え、緊張状態にあったのだろう。霊柩車の来る時間や火葬の時間を確認したりして、彼のことなど考えもしなかった。

　それなのに、火葬場でまさに炉に入れる段になったら、それは急に死体ではなくなった。死体ではない私の彼が焼かれてしまう、と思った。急激に感情がこみあげてきて大声で泣いた。義妹と抱き合ってワーワーないた。一目はばからず声をあげて泣いたのは生まれて初めてだ。大声で泣いている自分に驚きながらも止めることはできなかった。こんなことは後にも先にもこの時だけだろう。彼を乗せた台車が炉の中に吸い込まれるように入っていく。扉が閉まったらもう火が彼の身体を取り囲んでしまうのだ。あの中で焼かれてしまうのか、と思うともうどうしようもなく哀しかった。私の手の届かないところへ行ってしまう。あの時のもうこれで彼の姿を目にすることは永遠にないのだという、世界が終わってしまうような悲壮感は、今、思い出しても涙が出る。

そういえばこの後にショックだったことがある。収骨のために再び炉の部屋に入った時、焼かれた彼の骨は、台車に乗せられた姿ではなく、すでに別の台の上にうず高く集められていたのだ。今まで何度か火葬に参列したが、こういう形で焼かれたばかりの骨を出されたのは初めてだった。当然炉に入った時の状態で出てくるものと思っていたからかなりショックだった。というよりも、腹が立った。私の彼なのに、その私に何の許可もなく、この火葬場の連中が勝手に彼の骨に触れたことが許せなかった。騒ぎ立てて抗議したい衝動にかられたが、それはあまりにも大人げないしそんなエネルギーもなく、納得できない想いのままもうどこの骨ともわからぬ白い骨を箸でとり骨壺に収めた。

この件があってから、人というものはたとえ白骨であったとしても愛するその人であったものに対する執着というのは強いのだな、と知った。七十年以上前の戦争で亡くなった人たちの遺骨収集を未だに行っているということに、以前はよく理解できない感情があったが、その心情が本当によく理解できるようになった。遺骨はけっしてモノにはならないのだ。遺族にとってはいつまでもその人そのものなのだ。養老孟司は、「人はどこまでも人でありモノではない。形が残っているかぎり、バラバラになって死んでいてもそれはその人であり、モノではない。遺族の記憶の中で故人の生きた姿が残っていれば、その延長として骨であろうが生きている」[4]

4. 養老孟司、森岡正博：対論　脳と生命　筑摩書房　2003

と述べている。

お墓は田舎の山の中のお寺にある。山にはその村の火葬場があり、義父母はそこで火葬された。その際には、職員が、炉から出てきた人型に残った骨をひとつひとつ指さして、「これが喉仏です。これは大腿骨です。故人様はまだ骨がしっかりしていらっしゃいました。」などな
ど説明してくれた。そして親族が収骨した後、残った骨や灰を小さな箒と塵取りで丁寧に梳くって壺に収めてくれた。その作業を見ていると、死んだ人間のすべてが小さな壺に収められたと実感できる。それから、人を焼いた時に出る煙と細かい灰は、火葬場の煙突から空に排出される。それはその火葬場の近辺に降り注ぐわけであるから、やはり街中の火葬場ではなく、山まで死体を運んでここで火葬すればよかったな、と思った。そうすれば、彼の身体であったものは、生まれ育ったこののどかな田舎の山の中の土に帰り樹木の一部となったであろうとちょっと悔やんだ。でも、街中の火葬場は現在の私の住まいとほど近いから、彼の一部であったものは、私の小さな菜園にも降り注ぎ、分葱や紫蘇やミントの葉になるかもしれない。それを私は食べるのだから、わざわざ白骨をカリリと齧らなくても、彼の身体であったものは、私の中に入り私と一体化してゆくにちがいない。

彼が「死体」であったのは二日間だけだった。その間、私にとっては死体であったり、死体っぽい何かであったり、死体でなかったりした。そして火葬がおわるとあたりまえだが死体はなくなった。白い骨だけがのこされた。では、彼はどうなったのか？　彼自身が骨になったので

はなく、彼の身体が骨になったのだから、彼はどこかにいるはずなのだ。

骨壺から骨を取り出しテーブルの上に並べてみた。どれがどこの骨だかわからない。これは彼だろうか、単なる無機質だろうか。この骨に感覚はないのか。ポキンを折ったら痛みを感じたりはしないだろうか。納骨までの日々、毎日のように骨を取り出してこれは何だろう。人間ってなんだろう。死ぬってなんだろう、と考えていた。ときおり、「な〜にやってんだ」とあきれたような彼の声がきこえた。

「埋葬」を初めて行ったのは五万年前のネアンデルタール人からであるそうだ。それ以前は死体は適当なところに遺棄されたり他の動物と同じように食物として処理されていた。人間の身体は高タンパクであり手に入りやすいので食べていたというのは定説だそうだ。私のお気に入りの博物館に、ネアンデルタール人が、死んだ仲間を穴の中に埋葬している場面のジオラマがある。そこには悲しみの表情を浮かべた男と女が死体に花を献じている。埋葬された場所からは何種類かの植物の種子が見つかっているそうだ。それが飛んできたものなのか共に埋葬されたものかは定かでないらしいが、死と哀しみと花、これは大昔からセットであるのかもしれない。博物館でその前を通るたびに何万年も前のネアンデルタール人たちの死の哀しみの質を考えたりする。

内田樹[5]は、人間が人間になったことの決定的な指標は、言語の使用でも親族制度の成立でも分業の発生でもなく、埋葬を始めたことにあるのではないか、と言う。そのように、人は死体の処理に葬る儀式をずっと行ってきた。その根底には、死骸の腐敗解体に対する恐怖があるという。腐敗解体過程を恐れるというのは、その過程に、不吉な亡霊を感じ生きている者に取り

5. 内田樹：死と身体 コミュニケーションの磁場 201–203 医学書院 2005
1950年〜 思想家、武道家、翻訳家、武道と哲学のための学塾「凱風館」を主宰している

付く悪霊として感じられるというだけではない。死者の肉体は崩壊され何者でもなくなり、存在していた者が消えてゆくといくというその現象を自己の運命に投影し、自分自身の個体性の消滅に恐怖を持つからだという。

人間の死体の腐敗解体現象を九枚の絵にした九相図という仏教絵画がある。僧たちはこの絵を見つめることにより、現世での肉体の不浄と無常を知り己の煩悩から離れるという修行のひとつである。人間が忌避する、目にしたくないものを見、人間の肉の部分に対する様々な感慨を客観的な視点でありのままにとらえることは、無常だけではなく、人の命に対する畏れや、聖なるものを実感として得るために必要であったのかもしれない。通常、人は、人の腐敗解体など見たくはないわけであり、そうなる前に埋葬をする。火葬であれ土葬であれ散骨であれ鳥葬であれ野に放置であれ、あるいは食べたにしても、結局はすべて分子となり、この地球上をめぐることにかわりはない。だから、その土地の文化が継承してきた死にまつわる儀式は、どれもが聖なるものなのである。

＊＊＊

四十九日に山寺に納骨をした。その際には和尚さんが立派な法要を営んでくださった。彼は自分が死んだら、ただ先祖の墓に埋葬するだけでいい、戒名もいらない、と言っていた。私も異存はなかったので一度はお断りした。けれど和尚さんが、やりましょうと言ってくださった。

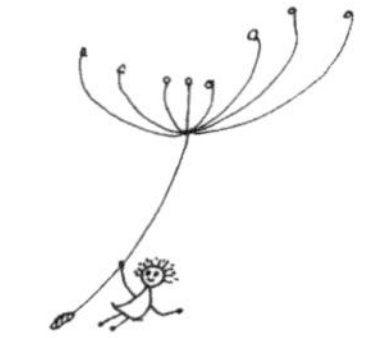

お布施は鮎子さんが今、用意できるだけでよいのです。それがお布施というものなのですから。と言ってくださり私は和尚さんにお願いすることにした。

爽やかな初夏の青空だった。家からお寺に向かう車の助手席には彼の骨の入った骨壺。彼との最後のデートだと思っていたので、私はこの日のために礼服ではなく黒のシンプルなドレスを新調した。山のお寺に和尚さんのお経の声と木魚の音が響いた。それは本当に厳かな儀式だった。この時初めて、お経を聴くというのは、こういう聖なる気持ちにさせてくれるものなのだと知った。これまで形だけの儀式というものに懐疑的であり、お経など足がしびれて退屈なだけだと思っていた。それがこのとき、このような儀式の意味を初めて知った。彼の身体であったものは骨になりそしてそれがこの山に埋葬される。自然に帰る。まさに違う形態へと移行してゆく。そのことを私が納得するために必要な儀式なのだと感じた。

いつまでもお経を聴いていたかった。命の尊さ、儚さ、そして人は皆自然から生まれ自然にかえってゆくという真理が何の不思議もなく心に入り理解された。それはこの緑に囲まれた山寺という場であり、広々と澄み渡る空の下であり、和尚さんの浪々と響く声であり、彼と親しい者だけが参列してくださったこの場であったからだ。皆が其々の中にある彼への思いを大切にしてくれていることが嬉しかった。そして、この聖なる時空間を、私たちにかかわりのあった死者たちの霊が取り囲んでいるのを感じた。死者も生者もへだたりなくその場で交わり、彼と私の新たな旅立ちを祝ってくれていた。厳かであると同時に、清々しささえ感じる式であった。帰り際に妹が、「何だかいい日だったね」とつぶやいた。

すべてが終わってひとり家に着いた。死体はなくなった。骨もなくなった。それでも玄関を開けると「ただいま」と自然と声に出た。「ごくろうさん、ゆっくり休んで」彼の声がきこえた。

あとがき

今年もまたみどり鮮やかな季節がやってきた。樹々の中に身を置くとそのエネルギーに隅々まで浄化され、そしてすべての分子が蘇生される。あれから六年。今もこうして私という一個の生命体がこの場に存在しているということが不思議に感じられる。

今　ここ　に　在る　わたし　とは、確かなものなのだろうか？

私たちが日常においてごくあたりまえに認識している現実であるところの時間と空間。それらは絶対的なものではなく、見る立場によって伸び縮みしうる相対的なものであることを知ったのは、中学生の頃だったろうか。アインシュタインの理論は理解できなくても、空想の翼を広げるには十分であった。

すべてが移りゆく。留まるものなど何ひとつない。いのちが生まれ、消え、その舞台となる時空間さえもが偶有性の中にあるならば、池田晶子の言うように、死ぬも生きるも大差ないのかもしれない。

人がこの世界を理解しようとすればするほど、新しい発見がなされればされるほど、世界の神秘さが際立ってくる。物理学の最先端においては、ノンフィクションとフィクションの境界線が曖昧になってきているという。つまり何でもありなのだ。ならば私は、思いのままに妄想を広げ、夢であろうが現であろうが、死者たちとの邂逅に遊び倒してやれ、と思うのだ。

私の人生において確かなこと。それを改めてここに記しておきたい。

死にゆくものが精一杯生き抜いた姿は、私に多くのものをもたらした。そして死者たちとのかかわりは、これからもずっと続いてゆく。

本書は、三人のご遺族の語りを分析してまとめた修士論文が基になっている。研究では、死別後の寡婦の「生活」に視点を当てた。死別悲嘆の心理過程に関する研究は多く行われており、研究者には有益な情報となる。けれど当事者でもある私が必要としていたのは、寡婦が今、どのように過ごされているのか、という現実生活そのものの情報であった。それは悲嘆の暗闇を彷徨っている多くの者たちも同じであるだろう。苦しい状態の只中にある者は、少し前を歩いている未来の自分、という道しるべが必要なのだ。論文を書き上げ、医療系の学会で発表をした際に、「主人を亡くしてからこれまでの生き方が間違っていなかったことを知り励みになりました」という感想をいただいた。このような体験や思いを伝えることの意味を知り、より多くの方々に届けたいと本の出版を思い立った。

本にするにあたり専門家だけではなく、どなたにも気軽に手に取っていただけるような読み物にしたいと論文を書き直した。そして著者である私の体験や思いを織り込んだ。そのため人称が入り交じり読みにくい箇所があることは歪めない。けれど当事者の声として、読んでいただいた方々に、愛する者を喪うことの様々な思いをより身近に引き寄せて感じていただけるのではないか、と密かに期待している。高齢化の進む日本では、ますます終末期医療が大切な役割を求められている。患者さんやそのご家族にかかわる方には、より良いコミュニケーションを考えるきっかけにしていただけたら嬉しい。そして現在哀しみのさなかにいる方には、ひとつでも寄り添える言葉があればと願う。

インタビューに協力してくださった香織さん、孝子さん、由紀さんに改めて感謝申し上げます。書籍化することを心よくお許しいただいた。久しぶりにお会いして話がはずんだ。「死別当初はこんな日が来るなんて思えませんでしたよ」「本当に今、生きていることが奇跡のようです。それを思うとただ漫然と生きていたそれ以前の自分に戻ることはできないですよね」。そう、私たちは人生の後半になって、日々を大切に生きるということの意味を知ったのだった。

緩和ケア診療所の院長、看護師長およびスタッフの皆様には、彼と私のケアだけではなく研究に関してもご協力いただいた。その後も私の健康を気にかけ応援してくださっている。

修士論文の指導をしていただいた井出訓先生（放送大学大学院教授）には、本書においても大変お世話になった。書き散らしたような原稿を読んでくださり編集者を紹介してくださった。オリエンテーションで初めてお会いした時、答えの出ないことを考え続けること。それをしっかりと文章化することが大切であると教えていただいた。ゼミ仲間であった島田美紀代氏と山下喜代美氏には、医療専門家としてのアドバイスをいただき、執筆中迷い気弱になる私を支えていただいた。

そのほかにも私は、多くの方々にご助言や応援をいただいている。みなさまとの心温かなかかわりがなければ、本書の執筆もグリーフワークも進めることはできませんでした。この場をお借りして心より御礼申し上げます。

そして、編集者の鴻森和明氏、本の出版という願いを叶えていただきました。気を張らずにありのままがいいですよ、と私の思いを汲みつつ本の完成へと導いてくださった。本当にありがとうございました。

本書を待ち望み、病に倒れてからも私を応援し続けてくれた故久子叔母とも、この喜びを分かち合いたい。

おわりに。私の本を読んでくださってありがとう。あなたの大切なものに、思いを馳せるきっかけにしていただけたら嬉しいです。そして〝今〟を生きてください。

笛木鮎子

二〇一六年　七回忌に寄せて

死者に見守られて

—癌の夫を看取った妻たちの
ライフストーリーから—

定価：本体 2,000 円＋税

2016 年 7 月 15 日　第 1 版第 1 刷発行©

著者　笛木鮎子

発行　クオリティケア

代表取締役　鴻森和明

〒 176−0005　東京都練馬区旭丘 1−33−10

TEL & FAX　03−3953−0413

e-mail：qca0130@nifty.com

URL : http://www.quality-care.jp/

ISBN 978−4−904363−56−0

C3047　¥2000E